難治がん専門医が教える

あきらめないがん治療のための8か条

医学博士
森崎 隆
takashi morisaki

現代書林

はじめに

がんの治療や予防は今まさに革命期にあります。それだけ進歩が早いということです。

２０１４年3月、私は『がん治療革命～未来への提言～』を出版しました。同書は、ある程度の医学的な知識がある方に向けて書きました。そのため、内容も言葉の専門性も高度なものになっています。「確かによい本だとは思うけれど、もっと一般の人間にもわかるようながんの本がほしい」。同書を読まれた方たちから、こんなお便りをたくさんいただきました。その声に励まされ、背中を押されて本書の執筆に取りかかりました。

根治手術ができず、薬物療法中心の方……。再発したために、薬物療法や放射線治療を行なっている方……。「もう治療法はありません」と医師から告げられた方……。あるいは、将来のがんに備えたい方……。

本書を読んでいただきたい方として、こうした方を読者として想定しました。

がんの治療は難しいので、専門の医者に任せるという姿勢では、いい加減な治療にだまされたり、逆に治る可能性があるのに、初めからあきらめたりすることになります。そうした方たちを対象に、どんな内容がお役に立つのか？　どんな内容を知っていただく必要があるのか？

ここを発想のスタートに、悩みながら、内容について熟考を重ねました。試行錯誤の末に、どうしてもお話ししたい8ポイントに到達することができました。

①「がん」を知る
②標準治療の効果と限界を知る
③薬物療法の革命的進歩について学ぶ
④「免疫」を利用する
⑤あきらめない治療姿勢に学ぶ
⑥食事療法とサプリメントの真実を知る
⑦運動療法と補完代替医療を学ぶ
⑧医療を取り巻く環境を学ぶ

これが、私のたどり着いた8ポイントです。本書では、この8ポイントそれぞれを「あきらめないがん治療のための1条」としました。巻末には、【補】として「元気になるがん闘病記」を紹介しました。第1条から第8条は、読みながら理解を深めていただくために、Q&A形式でわかりやすく解説することにしました。正確な知識を身につけていただくために、医学的なポイントを踏まえながら、わかりやすい表現を心がけました。

各条それぞれの最初には、「あなたへのメッセージ」をつけました。このメッセージは私の基本的な考えで、読んでいただく上の注意ポイントでもあります。どこから読んでも結構ですし、

あきらめないがん治療のための８か条

がん
（遺伝子の異常）

1.
「がん」を知る

2.
標準治療の効果と
限界を知る

3.
薬物療法の革命的
進歩について学ぶ

4.
「免疫」を
利用する

5.
あきらめない
治療姿勢に学ぶ

6.
食事療法と
サプリメントの
真実を知る

7.
運動療法と
補完代替医療を学ぶ

8.
医療を取り巻く
環境を学ぶ

難しいと思われる部分は飛ばしてもかまいません。エビデンスのある最新の治療内容を知るには第２、３、４条が必要ですが、予防だけであれば第２、６、７、８条だけでもかまいません。がんは手ごわい相手です。そのがんと闘い、打ち勝つためには、医者を頼るだけでなく、自ら闘う手段を多く持つことが必要です。

本書を読むことで、一人でも多くの方が、がんと正しく向き合う自信がつく……。読者には、そうなっていただきたいと考えています。その願いが実現すれば著者としてこの上ない喜びであり、本書が一人でも多くの方の〝自信の糧〟になることを願っています。

２０１５年10月

森崎　隆

目次

第1条 「がん」を知る

第2条 標準治療の効果と限界を知る

第3条　薬物療法の革命的進歩について学ぶ

第4条　「免疫」を利用する

第5条

あきらめない治療姿勢に学ぶ

第6条

食事療法とサプリメントの真実を知る

第7条　運動療法と補完代替医療を学ぶ

第8条

医療を取り巻く環境を学ぶ

第1条

「がん」を知る

あなたへのメッセージ

がんと闘い、打ち勝つことは、「がん」を知ることから始まります。しかし、人類が宇宙にいく時代でも、まだがんについては完全にはわかっていません。むしろ、これから本格的に解明される準備段階に入ったという状況です。どんな専門医でも、ノーベル賞を取った研究者でも、がんを完全にわかっている人はいません。だから開き直って、家族や友人に〝知ったかぶり〟をするために、知識を仕入れる程度でもよいのです。

がんのメカニズムはどこまでわかっているの？

現在までに、がんのメカニズムはどこまでわかっているのでしょうか？　がんに関する遺伝子、生物学的メカニズムについて、体系づけられた書物の内容をすべて理解できたにしても、結局わかったのは次のことです。

がんには、まだまだわからないことが数多く残っている――。現在、がんのメカニズムの10%も解明されていないとも言われています。それでも、がんのメカニズムは徐々に解きほぐされてきています。ご存じかもしれませんが、がんは正常細胞が変化したものです。正常細胞の

正常細胞からがん細胞へ

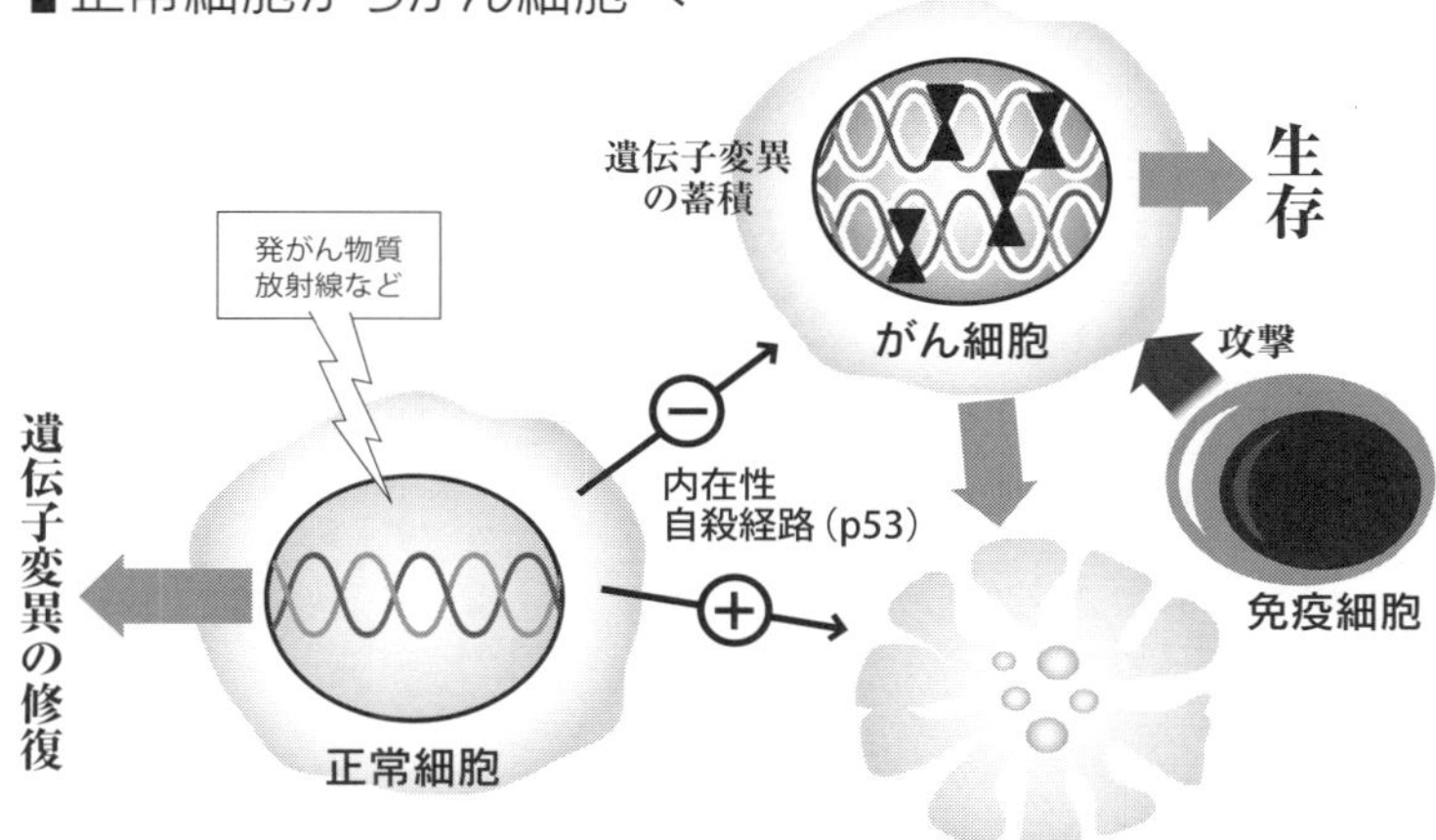

遺伝子が発がん物質や活性酸素などで少しずつ傷つけられ（「多段階変異」と言います）、ついにはがん細胞に変化します。

もう少し詳しく言うと、活性酸素や発がん物質などで遺伝子に傷がついても、通常はこれを修復する遺伝子があり、そのままではがん細胞にはなりません。また遺伝子の傷がひどい場合には、Ｐ53という細胞を自殺に追い込むがん抑制遺伝子があります（図の右下）。

遺伝子の傷の修復も細胞の自殺も起こらない場合には、遺伝子の傷が蓄積されるばかりで、ついにはがん細胞になります（図の右上）。

ここでがん細胞を見つけ出し、壊してくれるのがＴリンパ球などの免疫細胞ですが、それでもしぶとく生き残ったものが本物のがんになります。

がんは１個のがん細胞が数億個以上にまで増

■「がん」を構成する細胞とマトリックス（がんの微小環境）

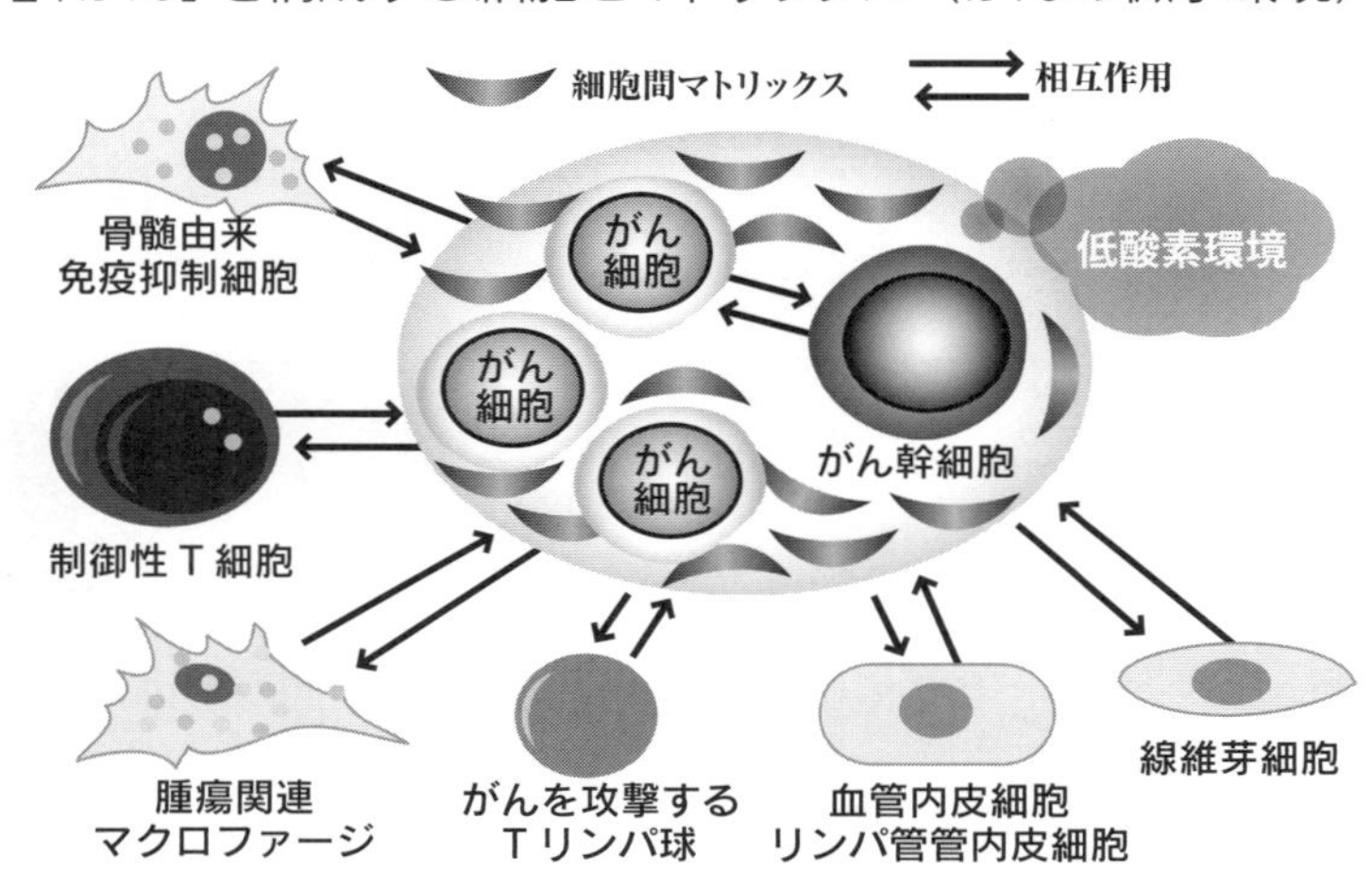

えて初めて、臨床的に診断可能ながんという病気になります。１ミリのがんの塊の場合、すでに１万個以上のがん細胞で構成されています。しかも、進行がんや転移がんの場合、がん細胞の集団と言っても、構成するがん細胞はすでに１種類ではありません。

「がんは、同じがん細胞が集まっている」。こう思っている方が少なくありませんが、それは間違いです。遺伝子の変化のパターンで言えば、進行がんや転移がんの場合、すでに多種類のがん細胞から成っていることがわかってきました。これを「がん細胞の多様性」とか、「不均一性」と呼びます。

研究が進み、がんの親玉のような細胞もいることがわかってきました。この細胞を、「がん幹細胞」と言います。がん幹細胞については、のちほど詳しくお話しします。

さらに複雑なことは、がんを構成するのは、がん細胞の集団だけではないことです。血管をつくる細胞、免疫細胞（がんを攻撃するTリンパ球や免疫を抑える制御性T細胞などがある）、線維芽細胞などの正常細胞と、その細胞と細胞の間を埋める物質（マトリックス）で成り立っています。これらの細胞が「低酸素」という特殊な環境の中で集合しているのが「がん」なのです。

がんのメカニズムで解明されなければならないのは、がん細胞だけではありません。がん細胞を取り巻く細胞集団としての「がん組織」もまた、解明しなければならない対象なのです。

がんの本態はどこまでわかっているの？

がんは病の皇帝である——。最近、ピュリッツァー賞を受賞したシッダールタ・ムカジーは、米国の腫瘍内科医で、その著書『病の皇帝「がん」に挑む　人類4000年の苦闘（田中文訳／早川書房）』の中で、がんをこう表現しました。人類を苦しめる病気の中で、がんは最も強力であり、人類が勝つことはできない。この本は、そうしたことを示唆しています。

がんは、遺伝子の異常が数多く積み重なり、その結果生まれたがん細胞が増殖して塊をつくったものです。最近になり、その「がん」と、構成要素の「がん細胞」の生物学的特徴の外観がようやく理解されつつあります。がん細胞の生物学的な特徴として、次のようなことが挙げられます。

がんの生物学的特徴

ダグラス・ハナハン、ロバート・ワインバーグ
Hallmarks of cancer: The next generation
Cell 144, March 4, 2011 より改変

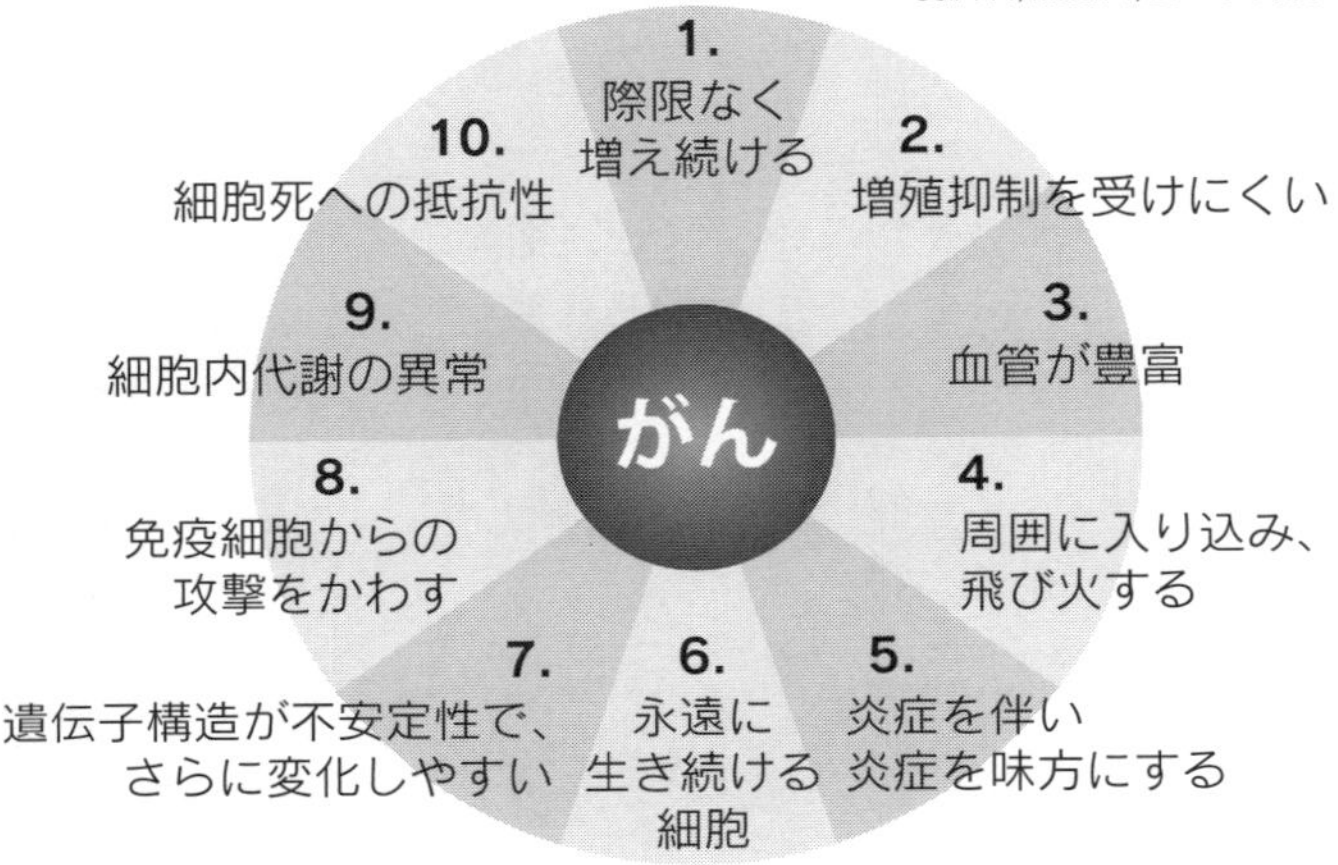

がん

1. 際限なく増え続ける
2. 増殖抑制を受けにくい
3. 血管が豊富
4. 周囲に入り込み、飛び火する
5. 炎症を伴い炎症を味方にする
6. 永遠に生き続ける細胞
7. 遺伝子構造が不安定性で、さらに変化しやすい
8. 免疫細胞からの攻撃をかわす
9. 細胞内代謝の異常
10. 細胞死への抵抗性

①正常細胞と異なり、無制限に増える能力を持つ
②細胞死（アポトーシス）や増殖を抑えるメカニズムからの刺激を受けにくくなっている
③エネルギー代謝もおかしくなっている
④周囲の組織を壊しながら広がっていく（「浸潤」と言います）
⑤血管やリンパ管を介して転移を起こす
⑥免疫細胞からの攻撃を逃れるメカニズムを持つ

これらのことから、がん細胞は強力な生存力を持ちます。ある意味、「非常に進化した細胞」であることがわかってきています。

ワインバーグらは、さらに四つの生物学的特徴をつけ加えて、「がん」がどういう細胞かを説明しています（上の図参照）。そのようなスーパー細胞であるがん細胞が数億個、場合によ

って は数兆個集まったのが、がんなのです。人類は、たった1個のがん細胞の全貌ですらいまだつかめていないのが現状です。何らかの治療で容易に治るのであれば、むしろ驚異とも言えます。がんという病気を完全に制圧するためには、がんの全貌の理解が必要です。その前提に立てば、がんの完全制圧には、まだとてつもなく膨大な時間と労力を要するだろうことがご理解いただけると思います。

がんは、いつの時代から存在する病気？

細胞に核があり、核に遺伝子があれば、がんになる可能性があります。

地球誕生から46億年、人類が誕生してから４００万年と言われています。がんは、いつの時代から存在する病気なのでしょうか？　ここは非常に興味のあるところで、『癌の歴史（河原誠三郎・鈴木秀治・田川光照訳／新評論）』（著者のピエール・ダルモンはフランスの国立科学研究所の研究員で、歴史学者）において豊富な文献をもとに、20世紀後半までのがんの社会学的な特徴と歴史について詳しく述べられています。

その中で、文献的に最も古いがんとして、ジャワ原人の骨や恐竜の骨に肉腫の痕跡が見つかったことが記されています。また、文字としてはっきり残っているがんについては、紀元前１８００年頃のエジプトのパピルス古文書を挙げています。その後は、紀元前2世紀のギリシャの文書に残る乳がんの記録としています。

得体の知れない恐怖の病気……。その後、がんの詳しいメカニズムは解明されないまま、時間だけが過ぎていきます。

すでにお話ししたように、がんは、細胞の中の遺伝子異常に基づく病気です。それが証明されたのは、やっと30年前です。ダルモンの『癌の歴史』は、1991年に書かれています。医学、科学的な著書ではなく、歴史書と言ってもよいかと思われます。興味のある方は、ご一読をお勧めします。

がんは遺伝するの?

がんは、遺伝子に関わる病気です。ナポレオンの家系には胃がんが多かったことが知られています。

「私の父親は肺がんだった。母親は乳がんだった。うちはがん家系だから、私もきっとがんになるのでは……」。がんが遺伝子に関わる病気であれば、その心配も無理からぬところがあります。がんと遺伝に関しては「がん家系」という言葉がありますが、医学的には「家族性がん」と言います。がんの遺伝については、誤解している人がほとんどです。

「遺伝するがんは、『がん遺伝子』が遺伝するために起こる」。こう思われている方が多いのですが、これは間違いです。がんに関する遺伝子には、「がん遺伝子」と「がん抑制遺伝子」があります。

紫外線や活性酸素、さまざまな発がん物質、ウイルスなどによる発がんの刺激により、人間の遺伝子に傷がつけられます。遺伝子の中には、そこからの発がんを防ぐ働きをする遺伝子がありますす。これが、がん抑制遺伝子です。遺伝子の傷を修復する酵素の遺伝子も、広い意味でがん抑制遺伝子と言えます。

がん抑制遺伝子の異常が受け継がれる。これがほとんどの遺伝性がんの原因なのですが、例外もあり、その一つがＲＥＴという遺伝子の変異が家族性に受け継がれる多発性内分泌腫瘍２型という遺伝性がんです。しかし、必ずしも遺伝的要因にこだわることはありません。特殊ながんを除き、がんの遺伝的要素は発症の最大理由とは思われないからです。

遺伝的要因で発症する〝特殊ながん〟に、「リンチ症候群」という大腸がんがあります。普通、大腸がんはＳ字結腸や直腸にできやすいのですが、リンチ症候群では右側結腸にできやすく、しかも50歳以下の若い時に発症します。

女性であれば大腸がんだけでなく、子宮がんや乳がんにもなりやすい家系です。男性であれば、胃がんなどにもなりやすくなります。

リンチ症候群は、主にＭＳＨ２とＭＬＨ１という遺伝子が原因であることがわかっています。その他、ＰＭＳ２、ＰＭＳ１も関係していることもわかっています。これらの遺伝子も、遺伝子の傷を治す酵素に関わる遺伝子です。その遺伝子の異常があるために、家系としてがんになる率が高くなってしまうわけです。

「リ・フラウメニ症候群」と言われる家系もあります。これは骨や軟骨の肉腫、乳がん、星状膠細胞腫、急性白血病、副腎皮質のがんが多く見られます。リ・フラウメニ症候群は、がん抑制遺伝子の代表であるＰ53の変異によることがわかっています。

アンジェリーナ・ジョリーの遺伝性がんって何？

がんと遺伝と言えば、アメリカの女優アンジェリーナ・ジョリーさんを思い出した方も多いでしょう。遺伝子診断の結果、彼女は両乳房を切除しています。彼女の家系は、ＢＲＣＡ１やＢＲＣＡ２という抑制遺伝子がおかしくなっている（変異している）家系でした。

活性酸素や発がん物質などで正常細胞の遺伝子が傷つくと、その傷を治す酵素が働きます。ＢＲＣＡ遺伝子は、そうした酵素の遺伝子です。このＢＲＣＡ遺伝子がおかしくなっていると、遺伝子の傷を治す酵素が働きません。遺伝子にどんどん傷がつきやすくなり、最後には細胞ががん化しやすくなります。

アンジェリーナさんの母親は乳がんと卵巣がんで10年も苦しみ、56歳という若さで亡くなっています。父方と母方の両方の祖母も、卵巣がんで亡くなっています。

『キャンサー・コントロール・ジャーナル（２００２年）』によると、ＢＲＣＡ１変異による乳がんは、乳がん患者さんの３・５～６・２％、ＢＲＣＡ２変異によるものは２・１～３・４％とされています。

彼女はＢＲＣＡ１に変異があり、乳がんになる確率が87％、卵巣がんは50％と診断されています。乳房切除と卵巣を摘出した結果、がんになる確率は5％以下にまで低下しています。

彼女の遺伝子のタイプは、男性であればすい臓がんになったり、前立腺がんになったりします。一つの遺伝子変異によって家族にがんが多くなっていたとしても、なるリスクのあるがんは一種類とは限りません。いろいろながんになる危険性があるのです。

ちなみに、０・５％ほどと非常に少ないケースですが、男性でも乳がんになることがあります。乳がんが多い家系の中で、男性に乳がんが見られる場合、ＢＲＣＡ２遺伝子に変異の見られることが多くあります。

ＢＲＣＡ遺伝子変異の正確な診断は、ＦＡＬＣＯバイオシステムズという検査会社が行なっていますが、まず臨床遺伝専門医のもとで遺伝カウンセリングを受ける必要があります。

遺伝子検査で、なりやすいがんが全部わかるの？

アメリカでは、遺伝子検査が盛んに行われています。乳がんの予防切除も、それほど珍しいものではありません。遺伝子検査で変異が見つかった場合、約40％の女性が予防切除を受けているという報告もあります。

どういう遺伝子に異常があれば、どういうがんになるのか……。アンジェリーナさんのように、乳がんや卵巣がんとの関連がはっきりわかっている遺伝子もあります。リンチ症候群やリ・フラウメニ症候群も、そうです。ただその関係のすべてはわかっていませんし、まだ解明されていない遺伝子もあるでしょう。今後、遺伝子検査がさらに進むと、がんへのなりやすさが解明されるでしょう。

とはいえ、あるがんに関連する遺伝子に変異があったとしても、100%そのがんになるとは限りません。一生そのがんを発症しないかもしれませんし、まったく別のがんになる可能性もあり得ます。

遺伝子の変異がわかって、100%予防できるのか、発症して治せるのか？　遺伝子変異がわかっても、100%予防はできません。そもそも、100%の予防法など存在しませんし、発症するかどうかもわかりません。さらに、発見が遅れて転移していれば、治すのは非常に難しいのが現実です。

では、遺伝子検査でがんになりやすさを知って、どういう利点があるのでしょうか？　がんになりやすい遺伝子を持っているのであれば、食事療法なども含めて予防する。また、こまめに検査を受けて早期発見に努める……。遺伝子検査には、そうした努力で予防できる可能性が高くなるメリットがあります。発症した場合でも、その後の経過がまったく違ってくると思います。

ただ、遺伝子検査でがんになりやすいことがわかると、「自分はがんになるんだ」と非常に気にする人もいます。自分を追い詰め、ストレスから免疫能が低下し、ＱＯＬ（生活の質）が悪くなることもあり得ます。

「人間には知らない権利もある」。こうした意見もあります。私も、「知らない権利」は残されるべきだと考えます。どちらの意見を受け入れるか、遺伝子検査を受けるか受けないか。ここは、個人の判断になると思います。

遺伝子検査では、インフォームド・コンセント（説明と同意）が必要です。インフォームド・コンセントは、「臨床腫瘍遺伝専門医」が行います。

どういう結果が出ようと、その結果を冷静に受け止められる。その後、予防も含めてどういう人生を送るかを真剣に考える覚悟がある……。こうした方であれば、遺伝子検査を受けてみるのも一つの考え方だと思います。

遺伝子検査は個人情報ですから、それが漏れないようにしなければならないと定められています。また、就職や結婚、保険に加入する際などの問題につながる可能性があります。ここは、倫理的な問題としての議論が必要でしょう。

がん遺伝子プロファイルって何？

遺伝子検査も始まったばかりで、まだまだいわゆる「なんちゃって遺伝子検査」が多いと思います。2万円でできますというような検査がそれです。これに対し、本当に医学的な遺伝子検査は「がん遺伝子プロファイル」と呼ばれます。

遺伝子で、どこが異常になっているのか？　がん遺伝子プロファイルでは、すべてのゲノム（遺伝子）を調べ上げます。

２００８年、急性骨髄性白血病の患者さんで、最初の白血病細胞の全ゲノム検査が実施されています。その後、メラノーマ、小細胞肺がん、非小細胞肺がん、肝細胞がんといった固形がんで、患者さんの全ゲノム検査の結果が報告されています。30億対ある遺伝子の中に、数百から数万ヵ所の遺伝子変異がある。重要なタンパク質に関係する遺伝子には、数十から数百の遺伝子異常が見つかっている――。これまで、こうしたことがわかっています。

例えば、固形がんで最初に全ゲノム解析が行われたメラノーマです。この患者さんでは、３万３３４５個の体細胞遺伝子の変異が見つかっています。がん遺伝子プロファイルには、次のような検査があります。

・正常細胞の全ゲノム検査……将来、がんになりやすさの診断。薬物の感受性、副作用の出方の予想

・がん細胞の全ゲノム検査……薬剤への感受性予測。有効な分子標的薬の予測と組み合わせへの有用性

・がん組織の全ゲノム検査……免疫細胞プロファイルによる免疫療法の標的予測。がん微小環境の遺伝子プロファイルと分子標的薬の選択

個性を決定しているのは遺伝子です。ゲノムを全解読することで、その人の個性を遺伝子の

全ゲノム診断とがん治療

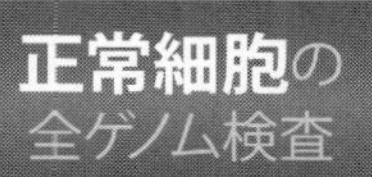

がんになりやすさの遺伝子診断

薬の感受性、副作用の出方の予想

がん細胞の
全ゲノム検査

薬への感受性予測

分子標的プロファイルによる
分子標的予測

がん組織の
全ゲノム検査

免疫細胞プロファイルによる
免疫療法の標的予測

地図として表わそうとする試みが始まっています。その重要な例として、薬剤に対する反応性が挙げられます。ゲノムの状態（「遺伝子多型」と言います）により、かなりの違いがあることがわかってきたのです。

患者さんの全ゲノムの解読を行うことで、その人のがんに対し、最も効果の期待される薬の組み合わせが予想できる可能性があります。副作用の推測も可能になります。これこそ、「がんの個別化医療」のカギとも言われています。

患者さん一人ひとりの個性に応じたがん医療。これが、がんの個別化医療です。アメリカでは、すでに全ゲノム診断の臨床応用がスタートしています。

アップルのCEOだったスティーブ・ジョブズは、全ゲノム検査を受けました。何百億円もかけ、スタンフォード大学が彼の遺伝子をすべて調べていました。しかし結局、がんが広がりすぎていたのです。加えて、当時は使える薬剤（分子標的薬）も少なく、巨額を投じた遺伝子検査もあまり役に立ちませんでした。

彼は２０１１年10月に亡くなりましたが、その後、研究も進みました。がんの遺伝子検査はそれこそ日進月歩、いえ「秒進分歩」とさえ言ってよいと思います。

遺伝子の異常は、一人ひとりのがんで異なります。重要な異常は共通してある可能性がありますが、厳密に言うと、一人ひとりのがんで異なる遺伝子異常が見つかることになります。その中で、重要な異常のみ拾い出す作業も必要になるでしょう。

今後、患者さん個々人の全ゲノム解析の結果が明らかになり、がん遺伝子プロファイルが完成すれば、がんの遺伝子病としての成り立ちが根本から解明されるでしょう。それにより、個別化医療がぐんと加速される時代が来るかもしれません。早ければ、10年から数十年後になる可能性もあります。

「がんになりやすい個性」というものがあるの？

人間は、両親から遺伝子を半分ずつ受け継ぎます。そのことで人間の遺伝子はセットになっており、一卵性双生児を除くと、遺伝子が一致する人間はまずいません。

「遺伝子の変異は、がんになりやすい個性である」。がんは遺伝子の変異が原因ですから、こう言うこともできます。特に、がん抑制遺伝子の異常は遺伝的に引き継がれやすい遺伝子の異常です。例えば、生まれつき一対のがん抑制遺伝子の片方に変異があるとします。この場合、もう片方の遺伝子に変異が生じたら、がんを発症しやすくなります。そうした遺伝子に、Ｐ53遺伝子やＲｂ遺伝子があります。

また、発がん物質による遺伝子の傷を修復する酵素の異常もあります。アンジェリーナさんのタイプのがん抑制遺伝子であるＢＲＣＡ遺伝子がそれです。

Ｐ53遺伝子、Ｒｂ遺伝子、ＢＲＣＡ遺伝子……。これらのがん抑制遺伝子の異常は「がんになりやすいという個性」の代表と言うことができるでしょう。

遺伝子以外にも、「がんになりやすい個性」はあります。その一つが「エピゲノム」で、エピゲノムは遺伝子の周囲の環境を指します。最近、そのエピゲノムの異常とがんとの深い関連がわかってきました。食事や生活習慣など細胞を取り巻くさまざまな環境により、エピゲノムが変化することもわかってきています（中尾光善著『驚異のエピジェネティクス』／羊土社）。

生活習慣も「がんになりやすい個性」となる――。以前から、生活習慣とがんの関連は指摘されていました。エピゲノムという新しい考え方が、生活習慣が「がんになりやすい個性」となることに光を当てたわけです。

良性腫瘍と悪性腫瘍（がん）はどこが違うの？

がんが疑われ、精密検査を受けたとします。結果を聞くまで、不安なものです。「悪性ではありません、良性の腫瘍でした」。こう言われれば、ホッとします。腫瘍とは、つまり「腫れ物」です。では、悪性と良性を分けるポイントは何でしょう？

がんには、「浸潤」と「転移」という特徴があります。

・浸潤……周囲の臓器や組織に入り込むこと

・転移……血液やリンパの流れに乗り、離れた臓器に飛び移って増殖すること

この浸潤と転移が生命をおびやかすことにつながるため、がんは「悪性」の腫瘍ということになります。良性腫瘍は大きくはなりますが、転移はしません。良性腫瘍は腫瘍細胞があるものの、腫瘍細胞だけが固まっているとか、周囲の血管やリンパ管の中に入り込んでいないものです。

顕微鏡による病理診断で、細胞の核がいびつな恰好をしていたり、腫瘍細胞が集まった構造自体がバラバラになっていたり、一部では周囲の血管やリンパ管の中に入り込んでいる。これは悪性腫瘍です。悪性腫瘍（がん）は、遺伝子の変異があります。良性腫瘍も、遺伝子の変異がありますが、良性腫瘍では変異が少なく、悪性腫瘍になっているとそれが10以上になっています。良性から悪性へ、さらにたちの悪いものになっていくと、遺伝子の変異がどんどん増えていきます。

では、遺伝子的にどこまでを良性とし、どこからを悪性とするのでしょうか？　遺伝子的に、ここはまだわかっていません。形でいえば、腺腫（ポリープ）は良性腫瘍です。これが放置さ

れて、ある程度大きくなると、良性の腫瘍の中にいびつな細胞が現れてきたりします。それが血管やリンパ管に入り出すと、がんになります。

わかりやすいのは大腸がんです。3～4ミリで腺腫の段階であれば、がん細胞がある確率は1%もありません。取ってしまえばまず大丈夫です。それが2センチになると、良性と言われても、その中にがん細胞が含まれている確率はゼロではありません。「2センチの大腸ポリープがありましたが、病理検査で良性でした。腺腫で、腺がんではありませんでした」。医師からこう言われ、安心していたら2～3年後に肝臓への転移が発見されるといったケースもあります。腺腫を調べなおすと、数個のがん細胞があったということもあります。

良性腫瘍の段階を経ず、一気にがんになる場合もあります。例えば、すい臓がんです。すい臓がんは、いつの間にかあっという間にがん化する場合もあります。すい臓がんの場合、良性の腫瘍から悪性になるというパターンは当てはまりません。

脳腫瘍は、良性・悪性を問わず脳腫瘍と言います。脳内は、限られたスペースしかありません。良性でもいずれ大きくなれば脳が圧迫され、危険な状態になります。そのため、良性と悪性の区別なく、部位や大きさによっては早急に取り除く必要があります。

がんの「たちの悪さ」って何?

がんの「たちの悪さ」には、いろいろな要素があります。がんという病気は、細胞がどんどん分裂して大きくなります。さらに、がん細胞が周りの組織にどんどん入り込み、広がっていきます。それが「浸潤」です。浸潤のスピードが速く、範囲も広ければ、それがんのたちの悪さになります。

また、がんには転移があります。いろいろなところに転移すれば、それもたちの悪さになります。

抗がん剤治療や放射線治療も最初は効果があるものの、次第に効かなくなっていきます。それを「耐性」と言いますが、耐性のできることも「たちの悪さ」になります。たちの悪いがんとして、すい臓がんがあります。すい臓がんはそれほど大きな塊はつくりませんが、肝臓に転移します。腹膜にも広がり、腹部の臓器全体に散らばります（「腹膜播種」と言います）。

すい臓がんのたちの悪さは、早期発見が難しいこともあります。すい臓は胃のうしろにあり、転移したり、大きくなって黄疸が出たりといったある程度の症状が出るまで発見しにくい性質があります。また、CTですい臓に異常はなくても、すい臓がんは映らない場合があります。5ミリでも、わからない場合が少なくありません。

PET／CTでも同様です。PET／CTは、FDGという放射性の薬剤を使います。がん細胞はこのFDGをブドウ糖とカン違いし、たくさん取り込みます。しかし、すい臓がんはバラバラの状態で、FDGを取り込んでも画像に映らないのです。これまで、画像による精密検査を受けていたが異常はなかった。しかし、すい臓がんが発見された時、すでに肝臓に無数の転移があったというケースもあります。

すい臓がんの場合、手術できたとしても9割の方で再発が見られます。「9割も再発するなら、手術する意味があるの？」と思われるかもしれませんが、逆にいえば、手術できた人の一割は完治の可能性があるということです。残念ながら、手術ができないすい臓がんの場合、3年生存率は数％以下です。手術不能、あるいは再発した場合、普通の生活をしながら長生きすることが治療目的になります。

乳がんや肺がん、大腸がんは治療法がどんどん開発されて、長生きする患者さんが増えてきました。それらと比較すると、すい臓がんはそもそも治療法が少ないがんです。それでも、最近は新薬が二つ登場し、治療法が広がりつつあります。

がんには、特異的な抗原（タンパク質）を出すものがあります。すい臓がんが出している特異的な抗原を血液検査で捕まえることができるようになれば、すい臓がんの可能性を推測することが可能になります。そうなれば、1ミリ間隔の超精密ＣＴを撮ったり、ＭＲＩ検査を併用したりすることで早期発見が可能になるかもしれません。

がん幹細胞って何？　がんの原因なの？

幹細胞というのは、「元になる細胞」のことです。例えば、造血幹細胞があります。血液中には赤血球や白血球、血小板などがあります。こうしたものはみな寿命があり、絶えず新しいものと入れ替わっています。その供給源になるのが、骨髄の中の造血幹細胞です。

２０００年、白血病細胞の中に、がん細胞の親玉のような幹細胞の存在が報告されました。これをきっかけにして脳腫瘍、乳がん、大腸がん、すい臓がんなどで、次々にがん幹細胞の存在が報告されるようになっています。このがん幹細胞はみずからも増殖しますが、幹細胞ではない通常のがん細胞を生み出すこともできます。がんを蜂の集団にたとえると、がん幹細胞は女王蜂にあたります。

がん細胞がある程度増えた段階で、がん幹細胞があると言われています。何万個に１個ほどの割合で、がん幹細胞があるとも言われています。

いろいろな薬物療法でも、生き残るがん細胞がいます。そうしたがん細胞は耐性を獲得し、がん幹細胞の性質を持つようになります。

・薬物を排出するポンプ（ＡＢＣトランスポーター）を持ち、抗がん剤を投与してもまったく反応しない（効かない）

・周囲に広がる能力（「浸潤能」と言います）にすぐれている

・細胞の増殖に適さない環境でも生き続ける能力を持つ

がん幹細胞の特徴として、こうしたことがわかっています。

抗がん剤でがん細胞が死んだとしても、がん幹細胞は生き残ります。ここからがん細胞がまた増え、再発することになってしまいます。

がん幹細胞を標的にした薬剤の開発が始まっています。それはがん幹細胞説が正しいと信じているからですが、実は、がん幹細胞説はまだ確立されていません。常識的になってきてはいますが、その存在を疑問視する研究者もたくさんいるのです。

実際、がんを調べてみて、がん幹細胞が存在しないがんもあります。幹細胞ではないがんを試験管内でいじくり回すと、がん幹細胞になったりします。がん幹細胞をいじくり回すと、普通のがん細胞になったりもします。

がん幹細胞こそがんの原因――。そんな報道もありますが、実はまだよくわかっていないのです。

「がん幹細胞は、すべてのがんに共通しているとは断言できない」。現時点では、こう表現しておくのが妥当だと思われます。そのため、専門家の間では「がん幹細胞様細胞」と呼んでいます。「様」がついているのは、「がん幹細胞のような細胞」という意味です。

また、正常な幹細胞ががんになるという説もあります。これもあくまで学説で、証明されればノーベル賞ものです。

「がんの末期」ってどういう状態？

「残念ですが、発見が遅れて末期でした」。医師からこう言われれば、誰でもショックです。英語では、末期がんを「ターミナル・ステージ」とか、「エンド・ステージ」と言います。

しかし医学的定義はありません。厚生労働省のＨＰを見ても、「どんな治療にも反応せず、生命に危機が迫った状態」などと、定義はきわめて不明瞭です。では、末期とは、どういう状態なのでしょうか？　順を追って説明しましょう。

がんの診断は、大きく画像診断と病理診断に分けることができます。がんの画像診断ではＸ線撮影、ＣＴ検査、造影検査、シンチグラム、超音波検査、ＭＲＩ検査、ＰＥＴ／ＣＴ検査、マンモグラフィ検査などがあります。

画像診断で疑いがあると、その組織を採ります。組織を採ることを「生検」、組織を調べることが「病理検査」です。病理検査では、これまでの検査や採った組織にがんがあるかどうかや性質、性状を判断します。判断するのは、顕微鏡をのぞく人間の目です。ここが、がん医療の未熟さの一つです。

ある医師はこれはがん細胞と言い、違う医師はがん細胞ではないと言うこともあります。ここは、がんの診断の問題点でもあります。そうした問題はあるにせよ、これらの検査の結果、がん細胞であると確認できればがんと診断されます。検査の情報を集め、がんの病期を診断します。その診断を「ＴＮＭ分類」と呼びます。

・Ｔ……原発巣（Tumor、最初にできたがん）がどれだけ浸潤増殖しているか。１～４までに分けて表します

・Ｎ……リンパ節転移（Nodes）をどの範囲まで起こしているか。臓器によって０から１、あ

るいは3まであるものもあります
・M……転移（Metastasis）があるかどうか。0（なし）と1（ある）に分かれます
この三つの組み合わせにより、Ⅰ〜Ⅳ期までのステージ（病期）が決められます（「ステージング」と言います）。がんによっては、ステージが0〜Ⅳ期のものや、Ⅰ〜Ⅳ期にaやbをつけて細かく区分するものもあります。

「ステージⅠは早期がんで、ステージⅣは末期がんでしょ」。一般の方はよくこう言われますが、これは間違いです。

人間には脳、肺、肝臓、腎臓、心臓血管、骨髄など、生きていくうえで絶対必要な臓器があります。これらを「重要臓器」と呼びます。重要臓器の機能ががんによって大幅に失われ、どんなに手を尽くしても回復の見込みがない状態に至った段階――。これが本当の末期です。このことは、よく覚えておいていただきたいことです。末期という言葉に心を乱され、振り回されないことです。

「がんで死ぬ」って、どういうこと?

「死」とはどういうことなのか……。生を享けて存在している以上、「死」は避けて通れない問題です。具体的にどういうことかは医師であればわかりますが、一般の方はなかなかわかりません。死とはどういうことかを考える際、生を考えることが手がかりになります。

生きているというのは、生命維持に欠かせない重要臓器が働いている状態のことです。具体的には脳が働き、心臓が働き、肺が働き、身体のいろいろな物質をつくる肝臓が働き、老廃物を出す腎臓などが働いていることです。人間の死とは、これら重要臓器の働きで生命を維持できなくなった状態です。

例えば、胃がなくても人間は生きられます。脾臓がなくても、小腸が半分なくても、極端なことを言えば、片腕がなくても、両腕がなくても生きられます。しかし、脳や肺や心臓がなければ、人間は生きていけません。末期のがんの一つの状態として、肺に転移して呼吸できなくなります。これが「呼吸不全」です。

肝臓に転移していれば、「肝不全」で亡くなることもあります。肝臓は身体の中の工場のようなもので、機能が低下すれば何もつくれなくなり、身体を維持することができなくなります。また、腎臓がやられれば、「腎不全」になります。

また、突然、体内で大出血する場合があります。特に肺がんと頭頸部のがんで、血管に近いところにがんがある場合、「出血死」に至ることがあります。すい臓がんが腸に浸潤し、そこから出血して亡くなられた昭和天皇の例もあります。

抗がん剤で感染症と闘う能力がなくなったり、がんが免疫力に影響力を及ぼして免疫力が低下した結果、重症の肺炎などで亡くなるケースもあります。「日和見感染」と言われるもので、これが原因で亡くなることもあります。

　また、がん細胞は、増殖するために大量のエネルギーを消費します。そのエネルギーは、患者さんから奪います。普通なら、食事などで身体に取り込まれた栄養はエネルギー源となり、身体をつくります。これを「代謝」と呼びますが、がんから出る毒素でこの代謝に異常が起きます。いくら栄養を補給してもがんに横取りされるばかりで、正常な組織に行きわたらなくなってしまいます。この状態は「がん悪液質」と呼ばれ、患者さんは食欲を失い、どんどんやせていきます。栄養を血管に直接注入しても、最後には亡くなってしまいます。

なぜ、「治りやすいがん」と「治りにくいがん」があるの？

　がんは、治りやすいがんと、治りにくいがん（「難治がん」と言います）に分けられます。

・治りやすいがん……5年生存率が80％を超えるもの。子宮頸がん、乳がん、胃がんなど。言うまでもありませんが、治りやすいがんでも、発見が遅れると治療が難しくなります。

・難治がん……5年生存率が悪いもの。肝臓がん、胆道がん、すい臓がん、食道がん、肺がんなど

　まず、治りやすいがんは早期発見・早期治療（特に手術）で取り除けるがんです。早期発見が難しく、手術で取り除くことが難しいがんは、治りにくいがんになります。

　また、抗がん剤や放射線が効きやすいかどうかもあります。効きやすいかどうかを「感受性」と言います。がんの中で抗がん剤が効きやすいのは、血液のがん（白血病）や小児がんです。

その理由として、次のようなことが考えられます。白血病など血液のがんは、一つひとつ独立した形で血液中を移動しています。抗がん剤が、がんの細胞膜全体に作用でき、細胞内にも取り込まれます。この点から、治りやすいとも考えられます。

一方、多くのがんは、多数のがん細胞が集まって塊をつくっています。こうしたがんは「固形がん」と呼ばれます。固形がんでは、表面にあるがん細胞には抗がん剤が作用できても、塊の奥のほうにまで抗がん剤が届きません。そのために、治すことが難しくなります。そこにはもちろん、がんの薬に対する感受性の問題もからんできます。

治りやすいか治りにくいかには、がんの増殖速度もあります。抗がん剤は、増殖の速い細胞に作用します。がん細胞は正常細胞より増殖が速いため、抗がん剤が効果を示します。なかでも白血病は、きわめて進行の速いものがあり、そうした増殖の速いがんには抗がん剤が効きやすいのです。

がんには、がん細胞ができてから確認できるまでに何年もかかるものがあります。増殖スピードが遅いわけで、ゆっくり成長するがんに抗がん剤は効きにくいのです。

がん細胞には、がん細胞を死滅させる抗がん剤の働きに対抗する働きもあります。その働きが活発ながんは、治りにくいがんと言えます。抗がん剤は、がん細胞のDNAを傷つけてアポトーシス（プログラムされた自殺）に導きます。しかし、がん細胞には、アポトーシスを防ぐような働きを持つ酵素を大量につくるものがあります。こうしたがん細胞に、抗がん剤は効きにくいのです。

がんが一人ひとり異なるのなら、治療法も一人ひとりで違ったほうがいいの？

同じがん、同じ進行度、同じ年齢、同じ治療を施しても、治療結果はさまざまです。完治する人、再発する人、助からない人……。副作用にしても、重い副作用の出る人と、ほとんど出ない人がいます。どうして、このようなことになるのでしょうか？

一見同じでも、実は違うからです。では、何が違うのでしょう？

①がんそのものの生物学的性質が違う
②免疫力が違う
③栄養や薬に対する反応や副作用の現れ方が違う
④精神状態が違う
⑤体質が違う

人間は、一人ひとり個性を持っています。その個性の違いが、体質や薬に対する反応（薬の効きやすさや副作用の出方）に関連します。がん細胞にもまた、個性があります。これがそのがん細胞の悪性度（たちの悪さ）やさまざまな薬剤治療への効果の違いとして現れます。

がんの性質を変えたり、個人の体質を改善したりすることで、治療効果をよりよい方向に変えることができるかもしれない――。逆に言えば、こう考えることができます。それが個人の個性と「がん」の個性に応じたがん医療、先に述べた「がんの個別化医療」になります。「個別化医療は最大の治療効果を導く。がん治療で目ざすべき医療の姿である」。私はこう考えています。個別化医療のカギは、全ゲノムの解読です。「次世代高速シークエンサー」というゲノム解読法の進歩のおかげで、全ゲノム検査の費用も安くなっています。

10年前、全ゲノム検査は数百億円、２００７年は1億円かかっていました。最近では数十万円程度で解析可能になってきていますし、将来はもっと安くなるでしょう。

近未来には、すべての人の全ゲノム解読とその情報の管理が行われることになるでしょう。病気のなりやすさやさまざまな薬の効きやすさ、あるいは副作用の出方などが前もってわかるようになると思われます。その時代になって初めて、「がんの個別化医療」も実現されることになります。

第2条

標準治療の効果と限界を知る

あなたへのメッセージ

がんの標準治療についていろいろな本が出版されていますが、多くは専門医向けです。がん治療を説明する一般向けの本の中には、根拠のないことをさも正しいことのように述べたものがあるので注意が必要です。がんの標準治療の効果と限界について、正しく理解しておきたいものです。

「がん標準治療」って何？

現在の医療は、中途半端な知識や経験、カンで行うのではなく、はっきりしたエビデンス（学問的根拠）に基づいて行うべきとされています。がん治療も同様です。多くの医師と研究者が積み上げてきた研究と、統計学的に証明された臨床試験の結果に基づいて実施されています。そうした治療を、「がん治療ガイドライン」と呼びます。

がん治療ガイドラインに基づき、その時点で最も信用できるがん治療法の体系。これを「がん標準治療」と呼びます。がんの標準治療には手術、抗がん剤治療、放射線治療があり、「3大治療」とも言われます。最近は、分子標的薬や免疫の働きを利用した抗体医薬の登場で、抗がん剤治療は、「がん薬物療法」と総称して呼ばれるようになっています。

どんなに画期的に見える治療でも、臨床試験の結果が証明されなければ、専門医には信用されません。いまや、それぞれのがんの専門学会が、治療の選択肢を決定するためのプロセスをつくり上げ、標準治療ガイドラインを毎年更新しています。

私がよく利用しているのは、アメリカの「ＮＣＣＮガイドライン」です。私の場合、日本の標準治療選択肢の少なくなった患者さんが多いため、ＮＣＣＮガイドラインを参考にせざるを得ないからです。このような治療ガイドラインに基づいた治療は、完全ではなくとも、患者さんをペテンにかけるような治療ではありません。

がん拠点病院の医師は、日本の標準治療ガイドラインを参考に、患者さんに最も適していると考えられる治療を施します。早期がんであれば、切除して完治することも可能です。進行がんでも手術、薬物療法、放射線治療を駆使した「集学的治療」で、完治することも少なからずあります。

もちろん、診断された時にすでに全身に広がっていたり、体力的に手術や薬物療法ができなかったりする場合があり、そうした時は完治は難しくなります。それでも、標準治療には、何もしないより延命効果やがんの症状を軽くする効果があります。標準治療の選択肢がなくなった場合、緩和医療の指針を出しているガイドラインもあります。

がんと診断されたら、まずは標準治療を受けるのが通常ですし、私自身もそうします。現代医学がまだすべてのがんを制圧できないからといって、「放置する」という考え方に流される

がん治療の歴史

年	手術・麻酔	放射線	抗がん剤	免疫療法
1850	最初の胃がん手術（全身麻酔）	X線の発見		
		最初の放射線治療		コーレーのワクチン
1900		キュリー夫人 ラジウムの発見	ナイトロジェン マスタード	BCG ワクチン
			最初の抗がん剤 治療	TNF インターフェロン
1950		放射線治療の進歩		活性化リンパ球 療法
	腹腔鏡手術 胸腔鏡手術	重粒子・陽子線 治療		がんワクチン療法（樹状細胞、ペプチド）
2000			80種の抗がん剤 ＋ 最初の分子標的薬	チェックポイント 抗体
2015	ロボットアーム手術			

のではなく、また安易に書籍やインターネットで紹介されている標準治療から外れた治療を先に受けるべきではありません。

まずは標準治療ありき。そして、がん専門医の提示する治療方針にしたがう――。その上で、がん治療の限界も知りつつ、自分に合った補完代替医療の併用を、主治医に相談して決めるべきでしょう。

また、知る勇気があれば、自分の今のがんの状態で予想される根治率、再発率、平均的な生存期間などについて主治医の意見を聞き、今後の人生設計を考えることもできます。

本章では、放射線、手術、薬物療法といった標準治療について説明していきましょう。

放射線治療は、いつ頃始まり、どのように進歩したの？

１８９５年11月、ウィルヘルム・コンラッド・レントゲンがX線を発見し、その透視作用を報告しています。１８９６年1月には、咽頭がん患者の痛みをやわらげるため、試みとして放射線治療が施されたとの記録が残されています。同年、X線で乳がんの治療が試みられ、放射線治療の始まりを告げました。

その10年後にはキュリー夫妻がラジウムの放射線を発見し、その後押しをしました。それが放射線を利用したがん治療の時代の幕開けとなったのです。しかし残念ながら、その放射線により、１９３４年にキュリー夫人は白血病の一種にかかり、命を落としています。

放射線治療機器は、格段の進歩を遂げました。例えばX線では、「高精度定位放射線治療」の時代になっています。患者さんの身体を固定し、さまざまな方向から放射線の細いビームを当て、がんを狙い撃ちする放射線の治療法。これが高精度定位放射線治療です。「ピンポイント照射」とか「3次元照射」とも言われます。

3次元照射の始まりは、ガンマナイフです。これは約２００ヵ所の穴から放射線を出す金属ヘルメット状の装置を頭につけ、脳腫瘍を治療するものでした。

がん組織への照射を集中し、いかに正常組織への照射を少なくするか。そのために、ＩＭＲＴやＩＧＲＴといった技術も開発されています。

・ＩＭＲＴ（強度変調放射線治療）……１本のＸ線ビームに線量の高い部分と低い部分をつくり、がん組織には高い線量を照射する方法

・ＩＧＲＴ（画像誘導放射線治療）……ＩＭＲＴに、画像診断と画像での誘導機能を加えたもの。いくら身体を固定しても、臓器自体が動きます。例えば、肺や乳房、肝臓などは呼吸で位置が変わります。画像とコンピュータを組み合わせ、がんだけに放射線が当たるように照射する方法

Ｘ線を照射する部分が回転する新しいＩＭＲＴ専用機（「トモセラピー」と言います）も開発されています。この機械を使うと、放射線が３６０度からピンポイントで当てられることになります。

ここで紹介した放射線治療は、身体の外側から放射線を当てるために「外部照射」と言われます。放射線治療には、「密封小線源治療（あるいは「小線源治療」）」もあります。これは放射線同位元素（主にイリジウム）を線源として身体の中に入れ、放射線を当てるものです。がんに直接、あるいは至近距離から放射線を当てられることが特徴です。

重粒子線・陽子線治療で、がんが根治できるの？　通常の放射線と何が違うの？

最近では、重粒子線や陽子線などの「粒子線治療」が登場しています。２０１４年の時点で、さまざまながんの種類で、粒子線治療が先進医療と認められるようになりました。

「X線の治療と、重粒子線や陽子線治療はどう違うの？」こう思っている方も多いでしょう。

X線をわかりやすく言うと、電磁波（電波）です。陽子線は、陽子を使う放射線です。陽子より重い炭素の原子核などを使う場合が重粒子線になります。X線に比べ、がん細胞を殺傷する力も強力です。さらに、重粒子線は陽子線の3倍の威力があると言われています。粒子線は、狙った部位で放射線をピタリと止めることができます。しかも、粒子が停止する直前に大きなエネルギーを放出する特性があります。

この特性により、身体の深部のがんに到達した時点で、線量を最大にすることができます。一方、身体の表面に近い部分では線量を低く抑えることができます。がんへの殺傷力を最大に、正常組織への悪影響は最小限にすることができるわけです。

狙った深部に、放射線を集中して浴びせることができる。これが、粒子線治療の最大の特色です。

それまで、肝臓やすい臓、肺などの深部のがんは、X線による体外からの放射線治療の限界でした。X線が身体に当たると、体内を突き抜けていきます。その際、身体の表面から身体の奥に進むにしたがい、放射線量が低下していきます。このため、がんが身体の深部にある場合、がんを攻撃する力が弱まってしまうのです。効果を高めようとすると、身体の表面に近い正常組織への悪影響のほうが大きくなってしまいます。

粒子線の特徴から、深部のがんにも十分な放射線を届けることが可能になりました。ただし、局所療法であることには変わりがないため、全身性のがんには対処できません。さらにエネルギーが強いため、照射する部位によっては副作用の問題も出てきます。

ちなみに、X線でも、重粒子線や陽子線でも、放射線治療のメカニズムは同じです。「放射線治療は、放射線そのものががんを破壊する」。こう思っている方もいますが、誤解です。放射線の電離作用によって間接的にがん細胞のDNAに傷をつけたり、破壊したりする――。「電離」というのは、放射線が物質を通り抜ける際、原子から電子をはじき飛ばすことです。X線でも、重粒子線や陽子線でも、こうした作用で効果を得ることは変わりません。あとはDNAの周りのいろいろな物質と反応し、活性酸素をつくります。その活性酸素が、がん細胞のDNAを傷つけ、がん細胞が分裂する時に自殺に導きます（アポトーシス）。

放射線治療だけで完治するがんもありますが、進行がんではそれは難しいものです。進行がんの場合、現在は症状の軽減を目的とするか、あくまでも他の治療法との併用でがんをコントロールする方法として利用されています。今後もそうした利用法は変わらないと考えられます。

放射線が効かなくなるって本当なの？

放射線治療を続けていると、放射線が効かなくなってきます。この場合、二つのケースが考えられます。

一つは、がん細胞が次第に放射線耐性を獲得していく場合です。放射線の効果は電離作用と、活性酸素の間接作用から生まれます。それでも、がん細胞は死ぬわけではありません。ＤＮＡに傷がついたり、切断されたりすると、そのＤＮＡを修復する酵素の働きで生き延びようとします。酵素の働きで死をまぬがれたがん細胞は、次第に放射線耐性を獲得していきます。こうなると、次第に放射線治療は効かなくなっていきます。

もう一つの耐性は、もともとがん細胞に放射線耐性が備わっている場合です。細胞には、アポトーシスという自殺経路が備わっています。がん細胞のＤＮＡが修復不可能なほど傷ついた場合、この自殺経路がうまく働けば、がん細胞は死滅します。逆に、自殺経路に何らかの問題(異常)があるがん細胞は、ＤＮＡに多少の傷がつこうが生き延びてしまいます。

がん細胞には、自殺経路に異常があるものもあります。もともと放射線耐性が備わっているのはこうした細胞です。放射線をかけてもそうした細胞は生き残ったり、放射線によって逆にＤＮＡの変異が増えたりします。そうしたことで、放射線が次第に効かなくなっていくことになります。

同じ場所に再発すると、放射線治療は受けられないの？

手術でがんを取り、再発予防のために放射線治療を行なったとします。そこにがんが再発すると、放射線治療はできません。過去１００年の歴史から、放射線には安全基準が定められています。放射線治療では、最大の治療効果が期待され、副作用の少ない放射線量が設定されます。設定される線量は、まず安全基準ギリギリです。

一度放射線治療を受けた組織は、被ばくを記憶します。そのため、線量は合計されます。基準値を超える放射線治療を施すと、重い副作用の頻度が高まることがわかっています。その副作用を避けるため、再発した場合、以前に放射線治療を受けた場所には放射線治療ができないのです。組織にある正常細胞の幹細胞（親の細胞）が放射線で少なくなることが、細胞学的な理由の一つです。

ですから、同じ場所に、放射線治療は生涯に1回です。もちろん他の場所への照射ならＯＫです。

がんの手術はいつ頃始まり、どのように進歩したの？

身体の表面の腫瘍を切り取るくらいの簡単な手術であれば、古代から存在したという記録があります。しかし、身体の中の臓器にできたがんの場合、痛みを取る全身麻酔の技術、消毒法、身体の内部の構造や機能についての知識がなくては不可能です。また出血を止めたり、傷を縫ったりする道具も不可欠です。

これらの準備が整い、やっと胃がんなどの身体の内部のがんを切除し、残った胃と腸をつなぐ手術が可能になったのが１８００年代後半から１９００年代初頭です。つまり、現在行われているような手術は、たかだか１００年くらい前に始まったのです。

胃がんの手術を初めて成功させたのは、ドイツの外科医ビルロートです（1881年）。乳がんはその翌年の1882年、アメリカの外科医ハルステッドが行なっています。その半世紀後、1935年、アメリカの外科医ウィップルが、すい臓がんの手術に成功しています。

標準治療の中で、転移がない段階での固形がんに対し、手術は最もすぐれた治療法です。もちろん、抗がん剤や放射線でも、転移のない段階でのがんを根治できる可能性はあります。しかし、薬物療法や放射線治療は、時には副作用に苦しみながら、治療に何十日も必要です。そうした治療より、数時間の手術でがんを取り去るほうが確実と言えます。

しかも、再発しないのであれば根治したことになり、これにまさる治療法はないでしょう。手術によるがんの根治率ははっきりデータで示され、現在では確立したものであるからです。

また、転移があっても、大きながんがあることで、患者さんのＱＯＬが低下している場合があります。例えば、大腸がんで腸閉塞を起こしているような場合です。この状況では、食べられません。その患者さんに少しでも食べてもらうために、がんを取り除く必要があります。抗がん剤では大きながんを急に縮小させることはできません。全部は取り除けなくても、そこだけ取り除けば患者さんのＱＯＬは向上します。

しかし、反省点がないわけではありません。がんを最終的に取り除くため、手術はなるべく広範囲で行なったほうがよい――。この考えで、「どこまで取り除くか」の追求が手術の歴史でした。大きな効果は期待できるものの、その結果、患者さんはさまざまな後遺症や合併症に悩まされもしました。その反省から、最近では「患者さんにやさしい手術」が開発されています。

精巧で、合併症を起こさないような手術法です。例えば、内視鏡下手術やロボット手術などで、これらは次にお話しします。

内視鏡下手術、ロボット手術って何?

内視鏡は、身体の中をのぞく小型カメラのことです。腹部に使う内視鏡を「腹腔鏡」、胸部に使うものを「胸腔鏡」と言います。この内視鏡を使って行う手術が、内視鏡下手術（腹腔鏡手術、胸腔鏡手術）です。

１９８０年代末、内視鏡手術で胆のうを摘出する技術が開発されました。当初は内視鏡手術で完全にがんが取り除けるかどうかわからなかったため、良性腫瘍のみに行われていました。適応条件にもよりますが、現在は、進行がんでも内視鏡下手術は実施されています。

ロボット手術は、正式には「ロボット支援下内視鏡手術」と言います。有名なロボットが「ダ・ヴィンチ」で、テレビで取り上げられたこともあります。２０１２年に、前立腺がんのみですが保険適用になっています。

このロボット手術はロボットアームと、体内の患部をモニターに映し出す内視鏡を使います。モニターの画像を見ながら執刀医が手指を動かすと、ロボットアームがその動きを正確に再現します。手術は立体的に行われますから、モニター画像も３Ｄになっています。ロボット手術の大きなメリットは、次の2点です。

・ロボットアームは人間の手首以上に動き、臓器の裏側や狭いすき間にも入り込める
・執刀医の手のブレを、３分の１に小さく抑えることができる

内視鏡下手術やロボット手術の特徴は、従来の手術に比べ、患者さんの負担・ダメージが少ない（「低侵襲」と言います）ことです。どちらも身体に小さな穴を数ヵ所あけるだけで治療できるからです。術後の痛みや合併症も少なく、治療成績もよいデータが出ています。早期の退院も可能です。

「ダ・ヴィンチ」の特許は、２０１５年で切れます。当然、激しい開発競争が予想されます。小型化された機器や小児用の機器、精度の高い機器の開発も進められ、その他の手術方法でも進歩が見られるでしょう。固形がんの根治で、今後も手術が重要な役割を果たし続けることは間違いありません。

「手術するとがんが散る」って本当？

「手術すると、がんが散る」というのは正確ではありません。仮にそれが真実であれば、がんの手術は全否定されます。

胃がんの患者さんで、肝臓にも小さな転移があったとします。肝臓への転移は抗がん剤治療

を行うことにし、胃がんだけ手術で取ったとします。胃がんを取る前、肝臓へ転移したがんはそれほど進行した状態ではなくても、取ったあとで急に大きくなることがあります。この場合、どんなことが考えられるでしょうか？　手術によって、体力と免疫力は低下しますし、身体にメスが入ると、身体はその傷を治そうとします。治そうとする時に増殖因子が働き、それによってがんが大きくなったという可能性が考えられます。

私の知っている患者さんの話をしましょう。その患者さんは子宮体がんで手術を受け、局部に再発したので、放射線治療をしました。１ヵ月後にＣＴ撮影をしてみると、子宮体がんの再発部は消えていたのに、肝臓にその数百倍のがんが無数にできていました。

この方の場合、手術でがんが散ったことも考えられないわけではありません。手術でがんを傷つけたりすると、がん細胞が血管に入って流れていくことがあるからです。そうしたリスクを避けるため、執刀医は細心の注意を払います。手術の際に血管にがん細胞が流れていかないように、術前に血管を止める処置をしたり、転移の経路になる静脈をくくったりします。

この方の場合、手術時にすでに肝臓転移があったことのほうが可能性は高いと思われます。それも、画像診断ではチェックできないほどの小さな転移です。また、放射線を当てることで、免疫力を抑制するＴＧＦ-βという物質が出たり、がん細胞を活発にするＩＧＦが出たりしたことも予想されます。

つまり、リンパ球をはじめとする免疫力の低下が起こり、その結果、肝臓にあった小さながんがCTに映るまで大きくなった……。こう考えるほうが妥当かもしれません。

抗がん剤治療は、いつ頃始まったの?

がんが手術で取りきれなかった時、あるいは再発したり全身に転移している場合などには、薬物療法が治療の主体になります。

驚かれるかもしれませんが、抗がん剤のルーツは毒ガスです。抗がん剤で最初に研究され、医療の現場で使われた薬剤ナイトロミンという薬剤です。これは、毒ガスのナイトロジェンマスタードから、その誘導体としてつくられています。

そもそも抗がん剤の発見は、偶然から始まっています。1943年、第2次世界大戦中に、マスタードガスの一種であるイペリットを搭載した船が沈没する事故がありました。その乗組員に、重い白血球の減少症が見られたのです。ニューヘブン医学センターの研究者たちは、この事実にヒントを得ます。マスタードガスは白血球を減らすことから、血液系のがん、例えばホジキン病をはじめとする悪性リンパ腫に効くかもしれないと考え、作用がよりゆるやかなナイトロジェンマスタードを治療に用い、成功したのです。

抗がん剤による治療は、20世紀半ばから始まったと言えるでしょう。歴史的に、がんの薬物療法は白血病や悪性リンパ腫を対象に始まっています。

抗がん剤でがんは治るの？

抗がん剤は、がん細胞の細胞分裂や遺伝子に働き、その増殖を止めます。最終的には、がん細胞を死滅させます。ご存じかもしれませんが、「抗がん剤治療でがんは治らない」とする説があります。その話はあとに譲るとして、薬物療法の効果のメカニズムを考えてみましょう。

人間は、約60兆個の細胞からできています。細胞分裂によって1個が2個になり、そして4個、8個……と増えていきます。時に、古い細胞はアポトーシス（自殺経路）で死んでいきます。正常細胞に比べ、がん細胞はその細胞分裂が速いと言われています。細胞分裂はまず、核の中にあるＤＮＡがコピーされるところから始まります。そして、微小管が細胞を二つに分けていくのです。

抗がん剤の効果のメカニズムは、次のようなものです。

①がん細胞のＤＮＡに直接結合し、毒性で死滅させる
②活性酸素でＤＮＡを破壊する
③ＤＮＡやＲＮＡの原料としてがん細胞に取り込まれることで、間接的にがん細胞のＤＮＡを破壊する

こうした効果で、がん細胞はアポトーシスしていきます。がん細胞をアポトーシスへ導くことが抗がん剤の大きな目的なのですが、ここで問題なのがＤＮＡ合成の盛んな（増殖の盛ん

な）正常細胞も同時にターゲットになることです。特に皮膚の細胞や粘膜の細胞、骨髄の中の白血球や赤血球などの親の細胞（造血幹細胞）は細胞分裂が盛んです。

これらの正常細胞も破壊されることにより、皮膚や粘膜への副作用（皮膚の乾燥、皮膚への色素沈着、口内炎や下痢）、貧血、白血球や赤血球の減少などを引き起こすのです。医師なら、こうした副作用は十分に承知していますが、がんを治療するためには、抗がん剤の有益性を無視するわけにはいきません。副作用をある程度覚悟した上で、有益性の方が勝ると考えられる場合は治療に使います。

抗がん剤の有益性は、それこそ無数ともいえる臨床結果から立証されています。ただし、がんが完全に消失するとか、再発のリスクがなくなるなどとは、必ずしも言い切れないのも現実です。

抗がん剤は、どうして次第に効かなくなるの？

抗がん剤治療を続けていると、次第に抗がん剤が効かなくなる。これは事実です。二つの理由がありますが、やはり抗がん剤のメカニズムと関係しています。抗がん剤のメカニズムは、前項でお話ししました。放射線治療と同じく、がん細胞を自殺経路（アポトーシス）へ導くというものです。

しかし、自殺経路が働きにくくなったがん細胞もあります。そうしたがん細胞は、ＤＮＡが傷ついても死にません。それどころか、ＤＮＡの変異がますますおかしくなり、抗がん剤は効かなくなります。

また、薬剤の毒性を除去する酵素活性（アルデヒドデヒドロゲナーゼ）を獲得することで、さらに強力ながん細胞になります。抗がん剤治療を続けると、そうした手ごわいがん細胞が増えてきます。ここに、抗がん剤が次第に効きにくくなる理由の一つがあります。

もう一つの理由は、がん細胞の薬剤排出ポンプの存在です。抗がん剤が効果を発揮するためには、がん細胞の中に入り込む必要があります。細胞膜には、細胞にとって有害な物質を外に排出するポンプがあります。細胞からすれば、抗がん剤は毒です。がん細胞に抗がん剤が入ってくると、細胞の表面に、抗がん剤を外に吐き出そうとするポンプ（ＡＢＣトランスポーター）が現れます。薬剤耐性になったがん細胞には、このポンプが多くなることが知られています。

抗がん剤治療では、一つの薬剤の効果が薄れてきた場合、違う薬剤に切り替えますが、このポンプを多く持つがん細胞は、抗がん剤を変えても大きなダメージを受けません。これを「多剤耐性」と言い、治療が難しくなります。こうなると抗がん剤はまったく効かなくなります。

もう一つ、がん幹細胞の存在が考えられます。がん幹細胞については先に触れましたが、薬剤排出ポンプをたくさん持ち、アルデヒドデヒドロゲナーゼの量も増加するとされています。そうしたがん細胞は、抗がん剤が効かなくなります。がん幹細胞から生まれるがん細胞には、その性質が受け継がれます。ここからも、抗がん剤が次第に効かなくなることが考えられます。

もちろん、これはがん幹細胞なるものの存在を前提とした話です。

「抗がん剤は効かない理論」って本当？

最近のがん治療で、「抗がん剤は効かない」という話は大きな波紋を投げかけました。発言者は慶応大学医学部放射線科講師だった近藤誠氏で、現在は定年退職され、すでに開設してあったがんのセカンド・オピニオン外来に専念されているということです。

多くの固形がんで、抗がん剤の有効性は世界的にも証明されています。

・一時的にせよ、がんを縮小させる。あるいは消失させる
・がんの進行を一定期間止める
・生存期間を延長させる

これらがその有効性で、「抗がん剤は効かない」はウソです。では、どうして近藤誠氏は、あえて「抗がん剤は効かない」と言ったのでしょうか？

確かに、抗がん剤だけでは、統計的にそれほど長くはない延命作用しかありません。「抗がん剤治療だけしても、いずれ効かなくなる。だから副作用の多い薬剤を使うより、使わないほうがよい。長生きした例は〝がんもどき〟で、本物のがんではない」。だから、こうした極論になるわけです。

近藤氏の「がん放置理論」の背景には、「がんのすべてが治せるわけではない。がんのメカ

ニズムもまだ十分にわかっていない」という現実があります。氏の理論や考え方の背景には、医学論文を読み込んだ膨大な知識があります。基礎医学者やがん治療医の一部からも賛同されていることからすれば、一般の方の一部が近藤氏の理論にうなずくことも無理からぬことです。

どうして人は近藤誠氏の理論に耳を傾けるの？

近藤氏の本は、どれもベストセラーとなっています。それだけの読者がいるということです。では、なぜ人は近藤誠氏の理論に耳を傾けるのでしょうか？　それには、いくつかの理由が考えられます。

まず、残念ながら、今のところすべてのがんが完全に治せるわけではないことです。治りやすいがんが増えてきた一方で、治りにくいがん（難治がん）があることも確かです。どんながんでも治るのであれば、近藤氏も、その理論も存在しません。私がクリニックを開くこともなかったでしょう。

次に、がん拠点病院の治療に、疑問や不満を持っている人の多いことが考えられます。標準的な治療だけでは、患者さんのさまざまな要望や期待、希望に添いきれません。近藤氏の本は、その不満の一つのはけ口なのではないかと感じられます。がんのすべてを治癒させることができない現実からすれば、近藤理論に走る人がいても仕方のないことかもしれません。

がん治療の中心は、患者さんです。患者さんが治療の現状に満足していないとなれば、がん治療を見つめ直す必要があります。専門医がもっと患者さんの要望や期待を受けとめ、もっと医療の多様化の実現を目指さなければならないでしょう。

また、患者さんなら、自分の将来に対する不安もあるでしょう。では、近藤理論のように割り切れるでしょうか？　割り切ると、不安は消えるでしょうか？　私は、割り切れる人は少ないと思います。「がんを治したい」という切なる思いは、そう簡単に吹っ切れるものではありません。

その切なる思いを抱きながら放置する。そのことへの不安は、決して小さいものではないでしょう。あなたなら、割り切れるでしょうか？　割り切って放置しても、不安を抱かずに眠ることができるでしょうか？

がん治療専門医として、近藤理論への反論は？

近藤氏に対し、腫瘍内科専門医である勝俣範之先生（日本医科大学武蔵小杉病院腫瘍内科教授）が、反論として『「抗がん剤は効かない」の罪』という本を執筆しています。その中で、勝俣教授は近藤氏の理論の一部は認めているものの、やはり、助かる患者さんが助からない場合がある点について、大きな憤りを述べておられます。

近藤理論のせいで、治る人が治る機会を失った。そうした報告もたくさんあり、ここに近藤理論の最大の問題があると思います。

放置して亡くなった患者さんでも、Ａの治療とＢの治療をすれば、治っていたかもしれません。治らなかったとしても何年も延命でき、それなりに人生を充実させることができたかもしれません。そこを、「抗がん剤＝副作用。しかも治癒しない」といった図式で見てしまうのは大きな問題です。

進行がんや再発がんは、まだ根治困難な状況です。そうした状況では、抗がん剤はがんの縮小・消失を第一の目標とはしません。抗がん剤は副作用ばかりが問題視されがちですが、実はがんの苦しい症状を軽減する作用もあり、その結果、ＱＯＬが改善されるという点で大きな意義があります。

縮小・消失といった効果が出ればさらにベターですが、そうした効果が得られなくても、患者さんのＱＯＬが大幅に改善されることがあるとすれば、これは捨ておけません。

近藤氏は、抗がん剤だけでなく、免疫療法に対しても否定的な意見を述べています。「がんはもともと自己の正常細胞が変化したもので、病原体のような異物ではない。だから、免疫による攻撃を受けにくい」。これが近藤氏の意見の根拠です。

しかし、免疫は３つの方法でがん細胞を認識・攻撃できます。

①がん精巣抗原という通常は免疫系が関わらない精巣に発現する抗原をがん細胞が持つ場合、免疫細胞がこれを認識し、攻撃できる

②がん細胞は、遺伝子を多く変異（変化）させている。そのため、正常細胞が持たない異常な

タンパク抗原を持ち、これが免疫療法の効果にも関与する

③正常細胞に比べ、がん細胞はストレス抗原というものを多く持っている。これがリンパ球の持つ特有のアンテナで認識でき、攻撃できる。これが活性化リンパ球や活性化NK細胞を用いた治療につながる

以上の3点は、証明済みのことです。さらに、後に述べる免疫チェックポイント抗体のように、体内のリンパ球を再活性化するだけの免疫療法で、現在、種々のがんに対する臨床効果が証明されつつあります。

がん治療は日々進歩しています。積極的治療で半年延命できれば、さらに数年は延命できる手段が増えてきています。近藤氏の放置理論にしたがうことで、寿命を短くする患者さんが出てくる可能性もあります。

そして10年20年後には、進行・再発がんでも、長期コントロール可能な慢性病になる――。これは十分に考えられることです。早晩、近藤氏の理論が通じなくなることは疑いようもありません。

今後のがん治療薬の進歩には、どれくらい期待できるの？

ここ10年の間に、多くの分子標的薬や免疫抗体医薬が登場しました。しかし、現時点では、まだ従来型の抗がん剤が主流と言えるでしょう。従来型の抗がん剤も形を変えながら、がんに

対する効果をより高めつつ、副作用を減らす工夫がなされています。

例えば、40年以上も前から使用されているアドリアマイシンという抗がん剤があります。これをリポソームという油の膜で包み込むことで、がんへ到達しやすくしたドキシルという抗がん剤が開発されています。

また、ＴＳ-１という抗がん剤もあります。これは日本で開発された内服薬で、副作用を少なくして効果を高める工夫がなされています。現在は胃がん、すい臓がん、胆道がんの主要な治療薬になっています。特に胃がんの場合、このＴＳ-１と白金製剤のシスプラチンの組み合わせが最も高い効果を示し、現在、胃がん薬物療法の第一選択肢となっています。

しかし、現在、世界中の大手の製薬会社で、新たに抗がん剤を開発しているところはほとんどありません。製薬会社の目は、分子標的薬と免疫抗体医薬に向けられているからです。今後、分子標的薬や免疫抗体医薬の開発に拍車がかかるでしょう。

もう少し将来的なスパンで見た場合、「抗体薬品＋従来の抗がん剤」のハイブリッド型の薬剤も考えられます。こうした薬剤を「抗体薬物複合体（ＡＤＣ）」と言います。標的に行きつきやすい抗体ががん細胞にたどりつくと、そこで毒素を放出する薬物です。既存の抗体医薬が効かなくなった患者さんを対象にした臨床試験では、これまでの標準治療より生存期間を延ばすことが確認されています。すでにADCETRISという抗体薬物複合体が開発され、再発ホジキンリンパ腫の治療に使われています。

さらに、siRNAという「核酸製剤」も開発されています。これは、がん細胞の増殖、転移、抗がん剤耐性などに関る遺伝子の働きを妨害することにより効果が期待される遺伝子薬剤です。がん薬物の開発は、今後ますます活発になるでしょう。今は難治がんと言われているものでも、そのうち慢性病となり、いずれ完治できるようになる未来が大いに期待されます。

がんを小さくする目的以外の抗がん剤の役割はあるの？

抗がん剤の効果について語られる際、「がんを小さくする」とか、「進行を止める」とか、「延命させる」などと言われます。縮小効果についいては、医学的な定義があります。大きさが30％縮小した状態が1ヵ月以上続くこと。これを縮小効果あり「有効」としていました。

実は、意外と患者さんが知らない抗がん剤の効果があります。それは「がんの症状を改善する」ということです。抗がん剤では、つらい副作用に目を奪われがちです。抗がん剤が、がんのつらい諸症状を改善することを意外に思われる患者さんも少なくありません。

例えば、すい臓がんは、難治性がんの代表とも言うべきものです。その第一選択肢が、ジェムザール（ゲムシタビン）という抗がん剤です。副作用が比較的少ない抗がん剤で、すい臓がんによる強い痛みや全身倦怠、吐き気、食欲低下などの諸症状が軽くなる場合がかなりあります。ジェムザールで、すい臓がんが小さくなる確率はどれくらいだと思われますか？　実は、10～20％程度です。それほど高くはありませんが、場合により、この抗がん剤はがんの諸症状を改善させることもあるのです。

10年ほど前までは、抗がん剤の縮小効果が大きな意義とされていました。縮小が評価項目だったのですが、現在はその意義も変わってきています。

・患者さんが、抗がん剤治療をすることで、最終的にどれくらい長生きできたか

・がんの進行が止まった状態を何ヵ月、何年維持できたか

この二つが現在の大きな評価項目です。小さくなったか、大きくなったかはワンランク下の評価項目になっています。一般の方は、ここをほとんど知りません。

私は、評価項目としてQOLも重要だと思います。しかし、QOLはまだ評価項目に入っていません。「10痛かったのが、いまは3になった」、あるいは「食欲が3だったが、いまは10になった」。このように客観的に数値化できればよいのですが、難しいところがあります。QOLの評価は一番意味がありますが、数値化の難しさが評価項目にすることを阻んでいます。

現実に、QOLの評価スコアがないわけではありません。アメリカには「FACT Scale」、ヨーロッパには「EORTC」という独自の評価スコアがあります。日本にも独自のQOLスコアがありますが、誰も使いません。いずれも数十の質問に対する答えを数値化するもので、すぐれてはいるものの実用的ではないからです。

再発予防と抗がん剤、免疫の関係は？

がん切除後の再発を予防するために、抗がん剤治療や放射線治療が行われます。これを「術後補助療法」と言います。

多施設比較試験の結果、胃がん、乳がん、すい臓がん、卵巣がんなどで、術後の抗がん剤治療は信用できるエビデンスとして示されています。例えば、胃がんの場合、早期であれば術後は何もしません。ステージⅡやⅢの場合、再発率が50～60％あるので、再発リスクを減らすために、術後補助療法を行います。術後補助療法（抗がん剤）による再発予防効果は胃がんで最も高く、10％です。ＴＳ-1という内服薬を1年間服用します。

現在、２％でも３％でも、統計的有意差が出れば再発予防効果ありと判定されます。では、ＴＳ-1を1年間飲むことで、その10％の人の身体の中に残っていたがん細胞がすべて壊れて再発しなかったのか……。ここはまだわかっていません。

免疫は、抗がん剤での再発予防効果にも関係しているのではないか？　私はこう推察しています。「再発」とは、残存したがん細胞が増えることですから、抗がん剤が効かないがん幹細胞が残っていれば、抗がん剤を使っても再発するはずです。また、別のところでも述べていますが、抗がん剤は免疫学的細胞死という現象をがん細胞に引き起こすこともあります。抗がん剤で死んだがん細胞から樹状細胞を活性化する物質が出て、がんに対する免疫反応を誘導するメカニズムです。

アピトーらが2008年に発表した興味深い論文があります。「免疫能の正常なネズミと免疫能が低下したネズミでは、抗がん剤や放射線治療による治療効果もまったく異なり、免疫能の低下したネズミでは効果があまりない」。その論文では、こう証明されています。

また、イタリアのMontagnaらは、2005年に『Blood』という英文雑誌に論文を発表しています。そこでは、急性骨髄性白血病の患者さんで、同じ抗がん剤治療をして再発したグループと再発しなかったグループを比較しています。その結果、再発しなかったグループでは、がん細胞に対するリンパ球の反応が見られた（誘導された）ことが報告されています。

再発する・しないは、抗がん剤でがん細胞が破壊されたあと、免疫反応が誘導されたかどうかで決まるのではないか……。私は、そう推察します。

コラム

がんの標準治療とエビデンス

厳密な臨床試験の結果、副作用とがん縮小効果、延命やがんの進行抑制について、明らかにされた一連の治療。これががんの標準治療です。これを「エビデンスのある治療」と言い、各学会がその標準治療をまとめたガイドラインを作成しています。

がん拠点病院では、このような標準治療ガイドラインを参考に治療が行われます。驚かれるかもしれませんが、こうしたがん標準治療ガイドラインが作成されてから、まだ10年ほどしか経過していません。「がん治療専門医制度」も、まだ10年も経過していません（がん治療専門医制度については、第8条を参照してください）。

それ以前は各医師が個人的な経験や、専門書や論文をもとに、がん治療を行なっていました。現在のがん治療は、標準治療ガイドラインを基本とすることは言うまでもありません。しかし、がん患者さんは一人ひとり異なるため、細かな配慮や応用が必要となります。その上、がん治療は日進月歩で、5年前の標準治療は陳腐化します。

したがって、がん治療専門医にとって、標準治療ガイドラインを熟知することは必須ですが、十分とはいえません。極端な例では、標準治療に沿わない治療を選択することが、結果的によい結果をもたらす場合さえあるのです。

標準治療ガイドラインは、あくまでも治療法の参考です。その患者さんの体質、個性、がんの状態やがんの性格に応じた治療法を考える。これが理想の医療だと思います。

第3条

薬物療法の革命的進歩について学ぶ

あなたへのメッセージ

がん標準治療の中で、とりわけ進歩の著しいのが薬物療法です。分子標的薬や免疫抗体医薬が登場し、従来は難しかった治療に光明を投げかけています。また、がんの発症に非常に関係の深い遺伝子（ドライバー遺伝子）の研究も進歩しています。この遺伝子の研究により、がん治療に特効薬も生まれています。ここで最新のがん薬物療法についてお話ししましょう。

分子標的薬はなぜ効くの？

がん薬物療法は革命的進歩を遂げています。その担い手が、分子標的薬と免疫抗体医薬です。では、なぜ分子標的薬は注目されるのでしょうか？　なぜ効くのでしょうか？

「がん細胞の中に入り込み、がん細胞の生存に必要なタンパク質の機能を阻害する。その結果、がん細胞を死に導く（アポトーシス）」。これが分子標的薬の効果です。抗がん剤よりも、よりがん細胞に特異的に働く薬剤と言えます。

がん細胞の中に入り込むため、分子量が非常に小さくなっています。もう少し、具体的にお話ししましょう。

がんの生物学的特徴の背景には、さまざまな遺伝子が過剰に現れることや、変異があります。そうした遺伝子の異常から、タンパク質に異常が現れます。分子標的薬はそうしたタンパク質の異常を標的にがん細胞の中に入り込み、効果を発揮します。従来の抗がん剤と比較して、脱毛、吐き気、白血球の減少、貧血などの副作用は少なくなっています。その代わりに、皮膚や血管に対する副作用は多いことがわかっています。

これまで臨床に登場している分子標的薬には、次のようなものがあります。

・グリベック（イマチニブ）……慢性骨髄性白血病や胃腸にできるＧＩＳＴという肉腫
・イレッサ（ゲフィチニブ）やタルセバ（エルロチニブ）……非小細胞肺がん
・ネクサバール（ソラフェニブ）……肝細胞がんや腎細胞がん、甲状腺がん

分子標的薬は、どう開発されてきたの？

分子標的薬の第1号は、２００１年のグリベックです。このグリベックの登場で、例えば、慢性骨髄性白血病（以下、「ＣＭＬ」と略）の標準治療が大きく変わりました。

２０００年の時点で、ＣＭＬの標準治療は、同種骨髄移植（ミニ移植）と抗がん剤（ヒドロキシウレア、シタラビン）の組み合わせでした。グリベックの登場以後、抗がん剤も骨髄移植もなくなっています。

２０１０年には、グリベックだけでなく、スプリセル（ダサニチブ）、タシグナ（ニロチニブ）

2015年臨床試験中の低分子標的薬（629）

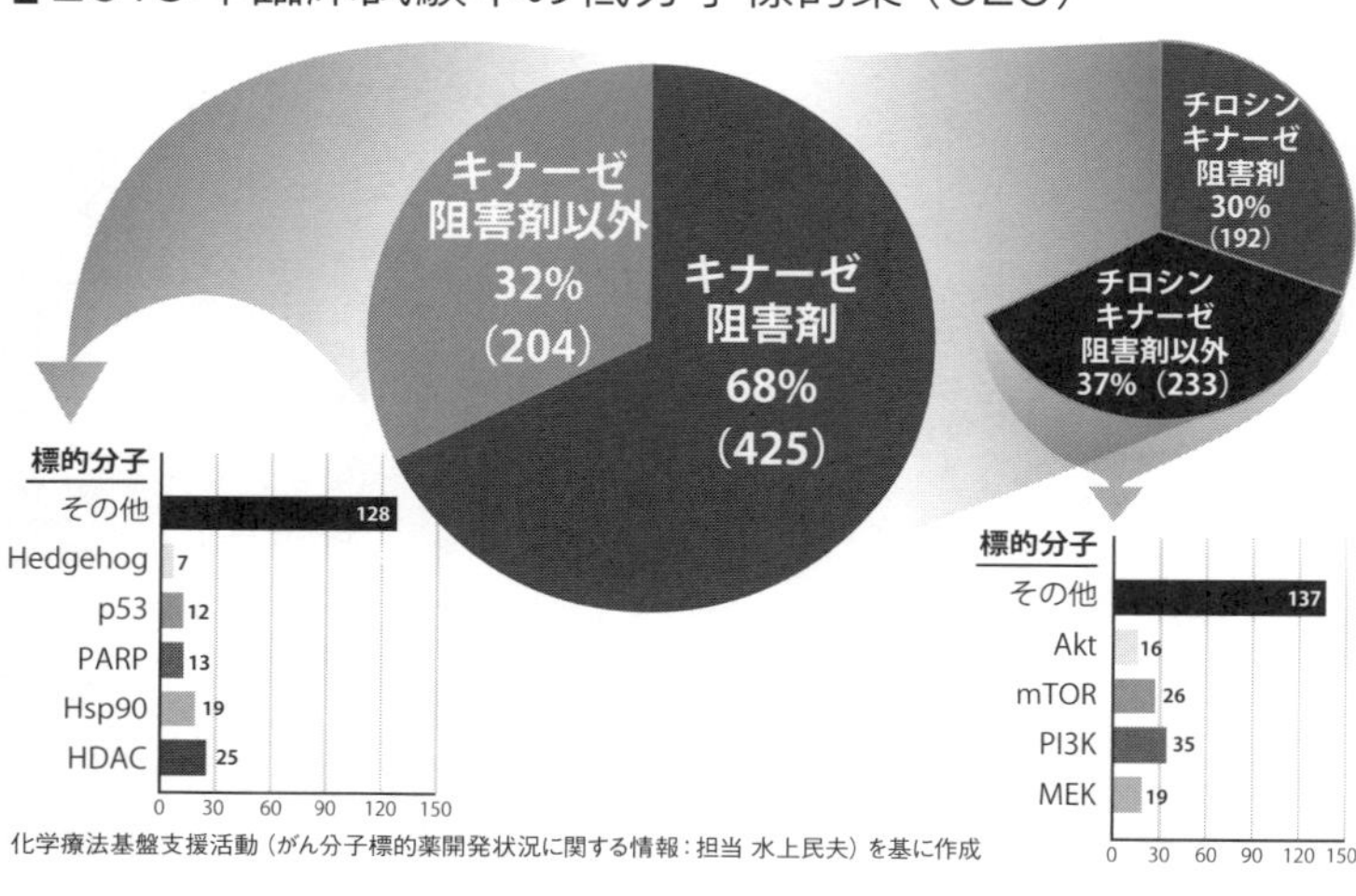

化学療法基盤支援活動（がん分子標的薬開発状況に関する情報：担当 水上民夫）を基に作成

といった新たな分子標的薬が標準治療になりました。スプリセルとニロチニブはグリベックに似た薬剤ですが、グリベックが効かなくなった場合（グリベック耐性）でも効果があります。

これらの分子標的薬の効果率は非常に高く、副作用も少ない特徴があります。まさに夢の特効薬であり、わずか10年で、まったく治療法が変わってしまったわけです。

分子標的薬の先陣を切ったグリベックは、ブライアン・ドラッカーを中心にして開発されました。彼はその後、ラスカー賞を授与されています。これは「アメリカのノーベル賞」とも言われる権威のある賞で、ノーベル賞授賞前によく与えられます。

「グリベックの開発は白血病治療に革命をもたらし、その後の分子標的薬開発のけん引役となった」。これがラスカー賞の授賞理由です。

それまでＣＭＬでは、特徴的なタンパク質（ＢＣＲ-ＡＢＬ）がつくられることが知られていました。ドラッカーは、そのタンパク質に着目したのです。その機能を抑える化学物質を探し出し、その物質がほとんどのＣＭＬ患者さんの特効薬であることを見出したわけです。ＣＭＬのように、がん化の原因遺伝子がＢＣＲ-ＡＢＬただ一つという場合は非常に単純で、特効薬もありえます。しかし、他のがんのように、原因遺伝子が多数ある場合はそうはいきません。

グリベックのように稀な分子標的薬の開発例を、もう一つ紹介しておきます。それは、ＡＬＫ-ＥＭＬ４陽性の肺がん（全肺がんの10％以下）において、ザーコリ（クリゾチニブ）という特効薬ができたことです。この開発のきっかけは、肺がんでのＡＬＫ-ＥＭＬ４という融合遺伝子の発見でした。発見者は間野博行先生（自治医科大学および東京大学兼任教授）です。

分子標的薬と免疫抗体医薬の違いって何？

マスコミなどでは、「分子標的薬」とか「免疫抗体医薬」という言葉がよく登場します。これらは、がん薬物療法の新顔です。それも、非常に高い効果が期待される有望なニューフェイスです。がんや分子標的薬に関する本の中には、「分子標的薬には、低分子分子標的薬と免疫抗体医薬がある」と書かれているものもあります。そもそもの名づけ方に問題があるのですが、この二つは働きのメカニズムが違います。混乱を避けるために、本書では二つを分けて扱います。「免疫抗体医薬」はそのまま免疫抗体医薬とし、「分子標的薬」とある場合は低分子分子標的薬を指すことにします。

では、分子標的薬や免疫抗体医薬とはどういう薬剤なのでしょうか？ 整理しましょう。
・抗がん剤は、正常細胞に対する毒性が強い。それに比べ、分子標的薬や免疫抗体医薬は、生命に関わるような副作用が少ない
・ドライバー遺伝子変異というタイプのがんであれば、劇的に効果がある（ドライバー遺伝子とその変異についてはあとで説明します）
・免疫抗体医薬の中には、効果が長期間持続するものがある
こうした理由で、分子標的薬や免疫抗体医薬の開発が進められているのです。そして、この二つの薬剤は、がん薬物療法に革命的進歩をもたらしています。『治療薬マニュアル（医学書院）』の２０１４年版には、次のような分子標的薬と免疫抗体医薬が掲載されています。いずれも、保険適応の薬剤です。
・分子標的薬……グリベック（イマチニブ）、イレッサ（ゲフィチニブ）、タルセバ（エルロチニブ）、ネクサバール（ソラフェニブトシル）、スーテント（スニチニブ）、スプリセル（ダサニチブ）、タシグナ（ニロチニブ）、タイケルプ（ラパチニブトシル）、ザーコリ（クリゾチニブ）、インライタ（アキシチニブ）、ヴォトリエント（パゾパニブ）、スチバーガ（レゴラフェニブ）、ベルケイド（ボルテゾミブ）、アフィニトール（エベロリムス）、トーリセル（テムシロリムス）

・免疫抗体医薬……ハーセプチン（トラスツズマブ）、アバスチン（ベバシズマブ）、リツキサン（リツキシマブ）、マイロターグ（オゾガマイシン）、アービタックス（セツキシマブ）、ポテリジオ（モガムリズマブ）、パージェタ（ペルツズマブ）、カドサイラ（トラスツズマブ・エムタンシン）、ベクティビックス（パニツムマブ）、アーゼラ（オファツムマブ）

『治療薬マニュアル』の２０００年版では、日本で承認されているがん治療薬剤のほとんどは抗がん剤とホルモン療法の薬剤で、その数は80弱でした。２００７年版には、ホルモン剤を含めた抗がん剤は83種で、２０１４年版では約１００種です。

分子標的薬は、２００７年版では2種（グリベックとイレッサ）、２０１４年版では15種になりました。その増え方を見れば、圧倒的に分子標的薬にシフトしていることがわかります。２０１５年の時点で臨床試験中の分子標的薬は６２９種にものぼります。分子標的薬は、今後ますます薬物療法の主力になっていくものと思われます。

免疫抗体医薬は、２０００年版ではゼロでした。２００７年版には4種（ハーセプチン、アバスチン、リツキサン、マイロターグ）、２０１４年版では10種になっています。分子標的薬には及びませんが、免疫抗体医薬もかなりのスピードで増えています。

免疫抗体医薬はなぜ効くの？

がん薬物療法の中で、免疫抗体医薬も重要な位置を占めつつあります。将来性が非常に有望視されてもいますが、実は免疫抗体医薬は免疫療法です。免疫療法は次の第4条でお話ししますが、話の展開上、免疫抗体医薬について触れておきます。

免疫抗体医薬には、次の3つのタイプがあります。

①がん細胞の表面の細胞膜には、がん細胞の目印となる分子や、がん細胞の栄養成分（増殖因子）を受け取る受容体があります。その表面分子に結合する抗体医薬：

このタイプには、次のようなものがあります。

・リツキサン（リツキシマブ）……悪性リンパ腫（リンパ腫細胞のCD20に結合する）

・ハーセプチン（トラスツズマブ）……HER2が強く現れる乳がんや胃がん（HER2に結合する）

・アービタックス（セツキシマブ）やベクティビックス（パニツムマブ）……EGFRが強く現れる大腸がんや頭頸部がん（EGFRに結合する）

②細胞の外に存在するがん細胞の生存に関わる分子に結合する抗体医薬：

このタイプには、現在のところ、アバスチン（ベバシズマブ）があります。アバスチンは、がんの増殖に必要な血管をつくることを促すVEGF-Aと結合し、その働きを阻害します。

③がん細胞ではなく、これを攻撃するリンパ球に結合し、がん細胞への攻撃力を高める抗体医薬：

このタイプには現在、イピリムマブやキートルーダ、オプジーボ（PD-1抗体）が相当します。そもそもこの第3のタイプの免疫抗体医薬は、免疫細胞に働いてがん細胞への攻撃を促す、れっきとした免疫療法なのですが、話の都合上、まずここで説明しました。

現在、第3のタイプの免疫抗体医薬が最も注目を浴びています。その中心が「免疫チェックポイント抗体」で、イピリムマブは「免疫チェックポイント抗体」の第1世代です。免疫チェックポイント抗体は、免疫療法の未来を大きく切り開く可能性を秘めています。このことから、免疫チェックポイント抗体については第４条でも詳しく説明したいと思います。

最近の治療の進歩で、がん治療革命の例ってあるの？

分子標的薬や免疫抗体医薬が登場して、がん薬物療法は大きく変わりました。最近のがん治療の進歩で、「がん治療革命」を実感させられています。最新のケースを紹介しましょう。ダブラフェニブという分子標的薬が著効した例です。

２０１４年7月、がん拠点病院の皮膚科からの紹介で、一人の患者さんが来院されました。その方は、メラノーマ（悪性黒色腫）でした。メラノーマは「ホクロのがん」とも言われますが、メラニン色素を持つメラニン細胞から発生するがんです。このがんは、全身に転移することも珍しくありません。肝臓や肺などに広く転移した場合、その治療はきわめて難しくなります。

この方の場合、肝臓、肺、リンパ節に転移し、体力的にもかなり弱った状態でした。特に、肝臓には無数の転移があり、肝臓に栄養を運ぶ重要な血管である門脈が閉塞しかけている状況でした。門脈が閉塞すれば、肝不全という致死的な状況です。肝機能もかなり弱っており、歩く体力もない状況でした。メラノーマの約半数の患者さんは、がん細胞のB-RAFという遺伝子にある特有の変異をきたしています。この方も、B-RAF遺伝子に変異のある、したがって新薬のダブラフェニブが著効するケースだったのです。

この方は、処方後1週間で劇的に症状が改善され、肝臓に無数にあったがんが驚くべき速さで消えました。それにともなって体調も回復され、2週間後には仕事にも復帰されました。まさに、「がん治療革命」を目の当たりにした思いでした。

その2ヵ月後には、免疫療法の新薬PD-1抗体のオプジーボが保険適応になったので、現在は紹介元のがん拠点病院で、このオプジーボによる免疫療法に移っておられます。

ドライバー遺伝子って何？ がんとどう関係するの？

メラノーマに対し、ダブラフェニブのような特効薬が存在する――。なぜ、そんな特効薬が存在するのでしょうか？ その背景には、「ドライバー変異」という特殊な遺伝子の異常が見つかったことがあります。

ドライブ（Drive）という英語には、「運転する」という意味以外に、「駆動する」とか「強制的に動かす」という意味があります。その遺伝子だけで一気にがん化へ導き、がん細胞を増殖させる主な駆動力となる。ドライバー遺伝子は、こうした意味があります。その変異を「ドライバー変異」と言います。では、ダブラフェニブはなぜそんな効果があるのでしょうか？

メラノーマ細胞の遺伝子をよく調べてみると、約半数の人に、Ｂ-ＲＡＦという遺伝子の一部に、特徴的な異常があることがわかってきました。その異常な遺伝子が、がん細胞の増殖の主な原因であることもわかりました。先に紹介した患者さんもそのケースでした。ダブラフェニブは、その異常なＢ-ＲＡＦ遺伝子からつくられるＢ-ＲＡＦタンパクの働きを妨害する薬剤なのです。そのため、特効薬になるわけです。

少し専門的になりますが、ドライバー遺伝子には次のようなものがあります。

・ＥＧＦＲ遺伝子変異
・Ｋ-Ｒａｓ遺伝子変異
・Ｂ-ＲＡＦ遺伝子変異
・ＡＬＫ-ＥＭＬ４融合遺伝子
・ＲＯＳ-１融合遺伝子
・ＲＥＴ融合遺伝子

融合遺伝子は、「フュージョン遺伝子」と言うこともあります。乳がんや胃がんに多いＨＥＲ２遺伝子増幅も、ある意味ではドライバー遺伝子と言うことができます。

こうしたドライバー遺伝子が存在するがんでは、個別化がん治療が可能です。その意味で、ドライバー遺伝子の発見は、がんの分子標的薬の進歩に大きな足跡を残したことは間違いありません。ただし、K-Ras遺伝子変異に対する特効薬の開発は、今のところ困難なようです。

今後とも、既知のドライバー遺伝子に対する新薬の開発は進むでしょう。K-Ras遺伝子変異に対する特効薬の開発にも期待したいところです。ただ残念ながら、がんはこのように単純な遺伝子異常で起こるものばかりではありません。それでも今後、新たなドライバー遺伝子が見つかる可能性があり、その変異を標的にした薬の開発が進み、個別化がん治療の道は広がることでしょう。

多段階発がんとドライバー変異発がんの関係は？

がんの発生要因については、次のように大別できます。
①タバコやアルコール、環境汚染などの環境発がん因子による遺伝子変異や、加齢にともなって自然に起こる遺伝子変異が蓄積し、段階的に発がんする（多段階発がん）
②遺伝子の傷を修復する酵素遺伝子の変異による遺伝性の発がん（家族性がん）
③若年から青年期に急速に起こる原因不明の発がん
このうち、最も多いのが①です。問題は、③の場合です。

30〜40歳代の方で、胃がんや肺がんになる方がおられます。若いだけに結婚して間もないか、まだ小さい子供さんなどがおられ、進行も早いだけに心を痛めます。しかし、ここへきて、新しい治療法が生まれる可能性も出てきました。

例えば、肺がんの場合を考えてみましょう。ヘビースモーカーで、60～70歳代で肺がんになる患者さん（①のケース）と、まったく喫煙歴もないのに30歳代で肺がんになる方（③のケース）がおられます。③の場合、段階的に長年かけて徐々に遺伝子変異が蓄積し、発がんしたのではなく、細胞の増殖に関わる重要な遺伝子に何らかの変異が起こり、一気に発がんし、がんが急速に増大する可能性が出てきたのです。

先にも触れましたが、こうした1個の重要な遺伝子変異がドライバー遺伝子変異です。現在、③の肺がんでは、ＡＬＫ-ＥＭＬ４融合遺伝子や、ＲＯＳ-１融合遺伝子、ＲＥＴ融合遺伝子などによる発がんが注目されています。細胞分裂の過程でこうした遺伝子異常が起こると、他の遺伝子変異の助けを借りなくても、細胞をがん化させ、急速に増殖させることになります。

こうした融合遺伝子が見つかったがんでは、クリゾチニブやバンデタニブといった分子標的薬が際立った効果を発揮します。

これらの融合遺伝子の存在を確実に検査するためには、できるだけ新鮮ながん組織が凍結保存されていることが望まれます。肺がんや胃がんの若い患者さんでは、がん組織を凍結保存し、遺伝子異常を解析する研究システムが重要と思われます。

将来、がんが根絶される日は来るの？　それはどういう治療法？

将来、がんが根絶される日は来るのでしょうか？　その時、がん医療はどうなっているのでしょうか？　ここでは、免疫療法も含め、がん医療の将来像について考えてみたいと思います。まず、10年後の予想です。

手術は、内視鏡下の精度がさらに上がるでしょう。放射線治療も、高度精密ピンポイントや粒子線治療（重粒子線治療や陽子線治療）が増えていることが予想されます。ただ、原理的に非常に大きなブレークスルーがない限り、治療成績は現在と大差ないだろうと考えられます。

10年後、現在と大きく変化していると予想されるのが薬物療法です。10年後には、従来型の抗がん剤はかなり減っているでしょう。使用されている薬剤は、分子標的薬と抗体医薬がかなりのウエイトを占めていると予想されます。薬物療法では、現在、試験管内や動物での研究段階を終え、臨床試験の最終段階（臨床試験第Ⅱ相、第Ⅲ相）でよい結果を出しつつあるものもあります。こうした薬物は、10年後には標準治療になっている可能性も高いでしょう。

ただし、10年後にがんが根絶されているかというと「ノー」でしょう。

では、１００年後。放射線治療では、ピンポイント照射技術もますます発達しているはずです。全身どこでも、精密な照射が可能になっていると考えられます。

薬剤では、現在使用されている抗がん剤は姿を消しているでしょう。分子標的薬や抗体医薬

■未来のがん治療：個別化医療

・がんにも個性がある：がんゲノム検査と遺伝子発現
・患者さん個人にも、薬剤に対する副作用の発現、免疫力や治癒力、治療目標などに違いが見られる。

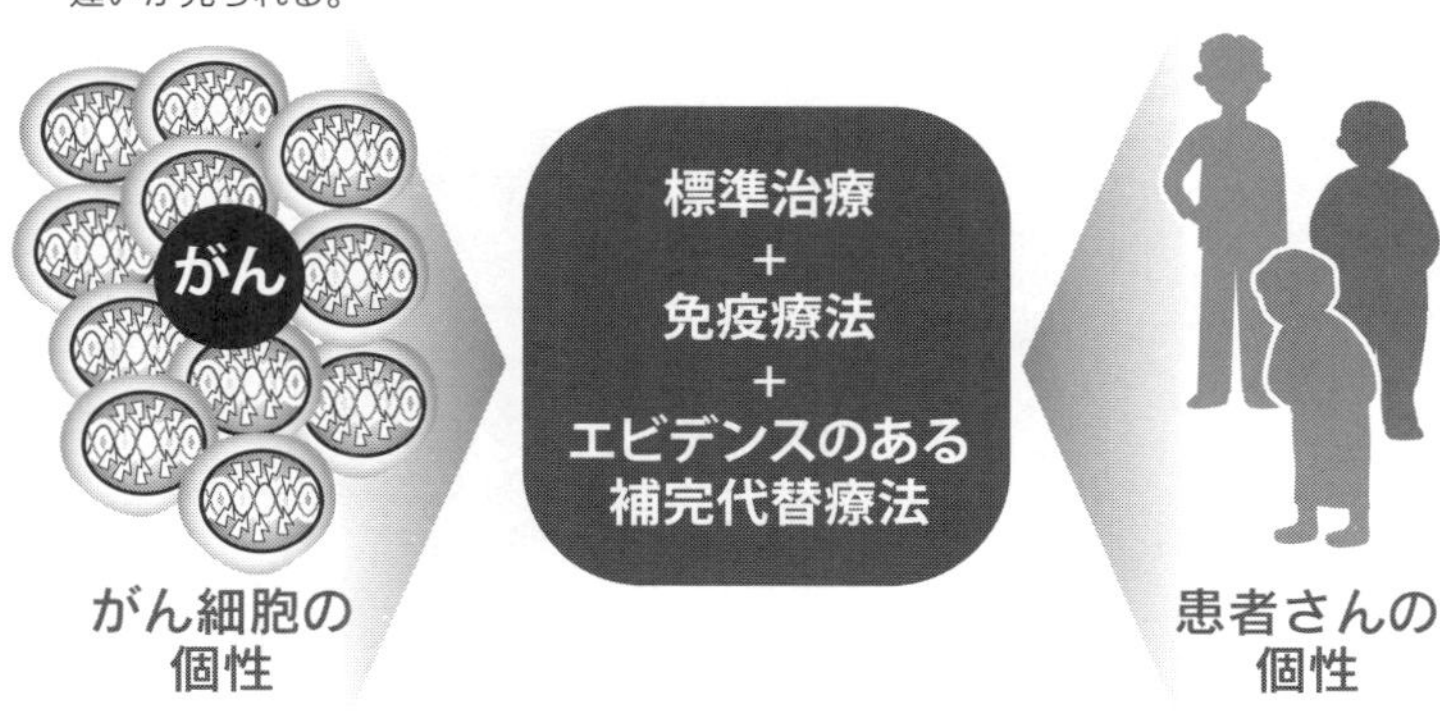

は、さらに進歩を遂げているはずです。１００年後、臨床の場には、効果が飛躍的にアップしたさまざまな分子標的薬と免疫抗体医薬が登場しているはずです。

もう一つ、そこに補完代替療法が加わることも考えられます。もちろん、加わる補完代替療法は、エビデンスが確かなものに限定されます。

患者さんとがん細胞の個性に応じ、「標準治療＋免疫療法（がん特異的免疫療法＋免疫抗体医薬）＋確かな補完代替療法」を組み合わせた統合医療――。人間にも、がん細胞にも、個性があります。１００年後のがん医療は、その二つの個性に応じた「個別化医療」が本格化しているはずです。

では１００年後、がんが身体の中のどこに存在していても、どんながんでも、根絶させることが可能になっているかといえば、答えは残念ながら、やはり「ノー」でしょう。

がんを完全制圧するためには、まったく異なるコンセプト、発想の大転換、あるいはナノメディシンなどの革命的ながん治療法の開発が求められます。それが実用化されない限り、100年後でも、がんは完全制圧できる病気とはなっていないでしょう。

やや悲観的な話になりましたが、光明もあります。100年後には、がんの全貌がほぼ解明されているでしょう。がん医療そのものも、がんの予防から診断、治療、再発、末期での緩和ケア、家族のケアまで含めたサバイバーシップのシステムが行きわたっているはずです。

そうした時代になれば、がんになっても、半ば慢性病として長く付き合うことは可能になっているはずです。進行・再発がんや、現在では余命数ヵ月と言われるような厳しい状態でも、いまよりずっと長生きできる状況になっているでしょう。

第4条

「免疫」を利用する

あなたへのメッセージ

がんに打ち勝つための「免疫」の重要性に疑いをはさむ医者がいるとしたら、本当のがん治療専門医ではありません。がん治療に革命をもたらした免疫チェックポイント抗体のメカニズムと実力を知れば、「免疫」を用いたがん治療の無限の可能性もわかるはずです。免疫チェックポイント抗体は、がんで弱められたTリンパ球を再び強めるだけの薬剤ですが、これだけでがんが縮小し、しかも効果が持続することが証明されたのです。

ここでは、「免疫」の説明から、「免疫」を最大限がん治療に生かすための免疫細胞療法やワクチン療法、免疫チェックポイント抗体までわかりやすく解説したいと思います。

そもそも「免疫力」ってどういう働きなの?

「免疫力」は、異物の侵入やがんなど、「生体の恒常性」(「ホメオスタシス」とも言います)をかく乱するものを破壊できる能力を持っています。生体の恒常性とは、「身体の状態を一定に保つ作用」のことです。

もっとわかりやすい「免疫力」の簡単な説明としては、「白血球の総合力」となります。白血球は何も菌やウイルスから体を防衛しているだけではなく、傷ついた体の修復や、時にはがん細胞との闘いや、サイトカインという白血球がつくる物質を介して、体のさまざまな働きにも関係しています。

それでは、私たちの体内で、通常、免疫力はどのように働いているのでしょうか?

「免疫がいつも活発に働いているから、私たちは健康でいられる」。一般の人はこう思いますが、実は違います。白血球が活発に活動すると、人間の体内では炎症反応が起こります。自己免疫疾患と言われるような病気も起こりやすくなります。

白血球は全部で1兆個ほどいますが、通常、身体の中ではじっとしています。もちろん、血液中やリンパ液中を流れて体内をパトロールしてはいますが、むしろ、働こうとする免疫を抑えるように機能しています。免疫の働きをコントロールしているのが、制御性T細胞などの免疫抑制細胞です。しかし、いざウイルスや細菌が入ってきたり、がん細胞ができたりすると、免疫は全力で働かなければなりません。どれだけすばやく対応できるかどうかが、免疫力の強い・弱いを決めます。

このように免疫というのは、免疫反応を起こさせようとする働きと、過剰な免疫反応が起きないように免疫をコントロールしようとする働きとのバランスの上に成り立っているわけです。

免疫力の弱い・強いで、がんになりやすさが決まるの?

免疫力の低下が、がんの発生や進行に関わる——。これについては、これまで多くの研究報告があります。動物実験では、リンパ球が欠損しているとがんになりやすいことがわかっています。リンパ球やＮＫ細胞ががん細胞を攻撃する時、パーフォリンやグランザイムという物質を放出します。こうしたものがないと、がんになりやすいこともわかっています。

人間の臨床で言うと、臓器移植（肝臓移植、腎臓移植）をした人たちは、拒絶反応を起こさないために免疫抑制剤を飲み続けなければなりません。すると、肝臓がんや腎臓がんなど、二次発がんが多くなることが報告されています。

がんで手術をしたあとのがん組織を顕微鏡で調べ、がん組織の中にリンパ球が入り込んでいる患者さんでは、再発が少ないことが報告されています。こうしたリンパ球をＴＩＬ（腫瘍浸潤リンパ球）と言い、大腸がん、卵巣がん、肺がんなどで証明されています。

総合的に免疫の応答力が強い（免疫力が強い）ほどがんになりにくく、再発が少ない。免疫の応答力が弱い（免疫力が弱い）ほど、がんになりやすい。免疫力とがんについては、このように言えると思います。

がんに対する免疫力を上げる簡単な方法ってあるの？

よく、何々の食事療法で免疫力を上げるとか、何々のサプリメントで免疫力を上げるなどという書籍や宣伝を見かけますが、基本的に「がんに対する免疫力」を上げるような特殊な食べ物や簡単な方法はありません。また、仮に食べ物で免疫力を少し上げたからといって、それだけでがんが小さくなったり治ったりすることはありません。

免疫力はがん治療において必要ですが十分ではないのです。もちろん、免疫力を上げることはがん予防と治療にとって意味があることですし、そのためには、バランスのとれた栄養（特にタンパク質）と休養を十分にとり、ストレスをためないことが最も重要なのです。この点は、第6～7条で詳しくお話ししたいと思います。

ここでは、単に食事やサプリメントで免疫力を上げるといった大雑把なことではなく、免疫細胞のがんに対する攻撃力を利用する、本当の意味での「がん免疫療法」について説明していきます。

がん免疫療法はいつ頃始まり、どのように発展してきたの？

がんを攻撃する免疫の力を人為的に高める治療法が、がん免疫療法です。この療法が最初に行われたのは、19世紀の終わりです。米国の外科医ウィリアム・コーレーは、連鎖球菌やセラチアという細菌をがん患者さんのがん部に直接注射する治療を試みています。そんな乱暴なことをした理由は、感染症にかかるとがんが消えたり、小さくなる患者さんがいたからです。

この方法で、彼は、手術で取り除けないと診断された数百人の患者さんを治療したそうです。実際に治療効果が出たケースもあったようですが、当然、感染症で亡くなる患者さんが続出しました。その結果、生きた細菌を用いる治療法は中止されています。

ピシバニールという免疫薬剤があります。正確には、免疫を刺激する薬剤です。これは溶血連鎖球菌を何世代にもわたって培養し、ペニシリン処理で毒性を弱めています。さらに、凍結乾燥して殺しています。私が研修医時代、このピシバニールをがん組織の中に入れていました。現在でも、がん性腹水・胸水の中にピシバニールを入れる治療が行われています。

ピシバニールをがんの中に入れると、好中球→マクロファージ→リンパ球を次々と呼び寄せ、インターフェロンなどさまざまな物質が、がんの中につくられます。免疫細胞を総動員するわけで、それによってがん細胞を壊すことを期待する治療法です。

コーレーが治療を試みた当時は、Bリンパ球やTリンパ球の存在もつかめていません。免疫のメカニズムがわかり始め、免疫学が黎明期を迎えたのは１９６０年代後半です。研究の進展で、コーレーワクチンのメカニズムが解明されています。言わば、コーレーのがんワクチンはがん免疫療法のスタートだったのです。

がんワクチン療法はいつ頃始まり、どのように発展したの?

現在、がんワクチンの研究が盛んに行われています。がんワクチンは、３つの時代に分けて考えることができます。

①第１の時代……コーレーのがんワクチン
②第２の時代……がんワクチン

③第3の時代……樹状細胞ワクチン

このうち、①のコーレーのがんワクチンについては前項でお話ししました。

②のがんワクチンは、1950年代から始まっています。例えば、BCGをがんに打ち込んでがんが縮小したという報告がありました。がんに対するBCGのワクチン効果が研究され、結果的にTNFやインターフェロンなどが発見されています。コーレーワクチンの経験がなければ、この成果はなかったでしょう。

私の留学先のUCLAのボスであったドナルド・モートン先生は、メラノーマにBCGを注射し、その効果を初めて発表しています。のちにジョン・ウェインの主治医となった関係で、ジョン・ウェインがん研究所を設立しています。

その後、患者さんから摘出した自分のがん細胞からつくったワクチン、あるいは人工的につくったがん抗原（がんの目印）を患者さんに投与するがんワクチンの時代になります。患者さんの体内に入ったがんワクチンは、樹状細胞に取り込まれます。樹状細胞は、リンパ球にがん細胞の情報をペプチド抗原として提供します。「ペプチド」というのは「アミノ酸の小さなつながり」のことです。樹状細胞からの情報でリンパ球はがん細胞を認識し、がんに対するリンパ球の攻撃が引き起こされます。

③の樹状細胞ワクチンは、1994年から、がん免疫療法研究の時代の寵児となりました。樹状細胞の培養に必要なサイトカイン（GM-CSFとインターロイキン4）の役割が明らか

にされたからです。樹状細胞を発見したラルフ・スタインマン博士は、２０１１年のノーベル生理学・医学賞を受賞しています。

樹状細胞ワクチンは、患者さんから単球（樹状細胞の元になる免疫細胞）を体外に取り出し、樹状細胞にまで育てます。さらに、試験管の中でその樹状細胞様細胞に患者さんのがん抗原を取り込ませ、ワクチンとして患者さんに投与します。投与された樹状細胞はリンパ節に移動し、リンパ球にがん抗原を教え、刺激します。ここから、がんへのリンパ球の攻撃が開始されることが期待されます。

この方法の場合、適切な方法で保存された自分のがん細胞が必要です。しかし、そうしたがん細胞が手に入らないケースもあります。そこで、ペプチド人工抗原を用いた樹状細胞療法も開発されています。この場合、患者さんのがん細胞が、人工的につくれる一定のがん抗原を持っている必要があります。現在では、検査から数種類の人工抗原をつくって樹状細胞に加え、樹状細胞がんワクチンとして投与する治療法もあります。

２００４年、ＮＣＩのロゼンバーグらはペプチドワクチン、ウイルスワクチン、自己がんワクチンに関する報告を行なっています。その報告では、樹状細胞ワクチンは最も高い腫瘍効果（がんの縮小効果）が認められたがんワクチンになります。そして２０１０年、世界初の樹状細胞ワクチンがＦＤＡ（アメリカ食品医薬品局）の認可を受けています。ホルモン療法が効かなくなった前立腺がんに対し、プロベンジが認可を受けたのです。

ペプチドワクチンと樹状細胞ワクチンは、どこが違うの？

Ｔリンパ球がＴ細胞受容体でがん細胞を見分ける場合には、がん細胞表面のクラスＩという分子にくっついた9個のアミノ酸を認識することがわかっています。そこで、その9つのアミノ酸を人工合成して、フロイントアジュバントという油に混ぜてワクチンとして皮内に打つのがペプチドワクチンです。

体内にある樹状細胞のような免疫細胞がそのペプチドをクラスＩ分子にくっつけて、リンパ節に待機しているペプチドに対する受容体をもったＴリンパ球を刺激して増やすことがそのメカニズムです。

これに対し、樹状細胞ワクチンは体外で単球をまず樹状細胞に変え、その後、がん細胞の持つタンパク質やＲＮＡ、あるいはペプチドを加えて樹状細胞ワクチンにして、リンパ節内に投与するものです。最近ではＷＴ-1やＮＹ-ＥＳＯ-1、ＭＵＣ-1といった多くのがんに発現するがん抗原のアミノ酸を15個の長い鎖にしたロングペプチドを45～１２０種類含んだものが開発されています。これを樹状細胞に加えたロングペプチド混合プール樹状細胞ワクチンも可能になりました。

9つの短いアミノ酸ペプチドでは白血球の型によっては使用できない場合や、1種類のＴリンパ球しか刺激できないという欠点があるのですが、ロングペプチド混合プールを使用することにより、どんな白血球型の人でも、多くの種類のＣＴＬやヘルパーＴリンパ球を刺激できるため、樹状細胞ワクチンの効率が上がると期待されています。

活性化リンパ球療法はいつ頃始まり、どう発展してきたの?

実地医療としても、また研究医療としても、おそらく現在世界中で最も多く行われている免疫細胞療法が活性化リンパ球療法です。最初の報告は１９８５年、報告したのはＮＣＩのロゼンバーグ博士です。以来、患者さんの血液、あるいはがん組織中のリンパ球を体外に取り出し、インターロイキン２やＴリンパ球を活性化させる抗体（ＯＫＴ３）を用い、リンパ球を増殖・活性化させる治療法が開発されてきました。「養子免疫療法」とも呼ばれています。

患者さんのリンパ球を採取する方法として、３通りがあります。

①血液から採取する
②リンパ節から採取する
③腫瘍組織から採取する

日本では、主に血液からの「分離採取法」が行われています。主体はＴリンパ球ですが、免疫細胞の採取場所や患者さんの違いにより、ＮＫ（ナチュラル・キラー）細胞もある程度含まれます。リンパ球を採取する場所や活性化の微妙な変化で多少の効果の違いはあるものの、大差はありません。

活性化リンパ球療法単独の場合、がんの縮小効果は数%から数十%と、臨床試験を行なった報告者によって異なっています。いずれも決して高い数字とは言えず、それは多くの臨床研究者も認めるところです。しかし、安全性としては、最も確立した免疫細胞療法と言えます。培養法がほぼ確立していることと、臨床薬剤以外の異物を入れないことが大きく関与していると思われます。

残念ながら、単独療法で臨床試験第Ⅲ相（人間を対象にした有効性の無作為比較試験）をクリアした報告はありません。それでも、まれではあるものの、単独療法で顕著な効果を出した症例報告があります。また、最近では標準治療との併用で、標準治療だけでは起こりにくいような著明な効果の報告も見られます。

今後、手術、薬物療法、放射線治療などの標準治療と併用した治療としての臨床試験が行われるようになると考えられます。

リンパ球は、がん細胞をどう見分けて攻撃しているの？

リンパ球が、がん細胞を攻撃するためには、その細胞が正常細胞ではなく、がん細胞であることを見分ける必要があります。では、リンパ球はがん細胞をどう見分けて攻撃しているのでしょうか？

がん細胞の表面にはがん細胞の目印となるがん抗原があります。これをリンパ球表面にあるアンテナがキャッチし、その信号がリンパ球に伝わり、がん細胞を攻撃する物質を放出してがん細胞を壊す……。

がんの本では、こう説明されている場合が多いと思います。ただ、そのがん細胞の目印には大きく分けて2種類あります。このことはあまり紹介されていないため、ご存じない方も多いでしょう。

「がん細胞は正常細胞とはほんの少ししか違わないので、本質的にがん細胞を見分けることは難しい」。前にも述べましたが、免疫が専門ではない近藤誠氏の本ではこう説明されています。これは本当なのでしょうか？

ちなみに、大きく分けて2種類あるがん細胞の目印は次のようなものです。

・がん抗原ペプチド……主にＭＨＣという物質にくっついた形で存在する目印
・ストレス抗原……ストレスを受けた細胞の表面に増えてくる目印

主に注目されているのが「がん抗原ペプチド」で、それには「がん精巣抗原」と「変異タンパク抗原」があります。現在、がんワクチンと呼ばれているものは、主にこのがん抗原ペプチドを見分けるＴリンパ球を体内に増やすための手段です。

これに対し、「ストレス抗原」は、がん免疫の専門家でもない限り、医師でもあまり聞き慣れない言葉だと思います。がん免疫の専門家でも知らない人もいますから、一般の方はまったく知らなくても不思議ではありません。このストレス抗原は、正常な細胞表面には出ていません。ストレス抗原が細胞表面に出てくるのは、次のような細胞です。

・ウイルスに感染した細胞
・有害物質を取り込み、遺伝子に傷が入った細胞
・がん細胞のように多くの異常を抱え込んだ細胞

そして、このストレス抗原を見分けるアンテナを持った細胞がTリンパ球、NK細胞、γδ（ガンマデルタ）細胞です。これらの細胞は現在、がん免疫療法の一つとして用いられている免疫細胞になります。

ストレス抗原にも多くの種類があり、現在、人間で見つかっているストレス抗原は次のようなものが知られています。

・NKG2Dというアンテナが見分ける6種類のストレス抗原
・DNAM-1というアンテナが見分ける2種類のストレス抗原

そして、このリンパ球側のアンテナを増やしたものが活性化リンパ球や活性化NK細胞なのです。また、がん細胞のストレス抗原を増やしたほうが、活性化リンパ球はがん細胞を見分けやすくなります。その一つの方法が、抗がん剤や温熱療法です。

抗がん剤で壊されなかったがん細胞でも、抗がん剤によってストレス抗原が増えます。温熱療法によっても、ストレス抗原が増えると考えられます。そのため、活性化リンパ球からの攻撃を受けやすくなるわけです。

だから抗がん剤治療のあと、活性化リンパ球療法を行う併用療法には意味がある――。私は、化学療法と免疫療法の併用効果について、最近二つの医学論文で発表しました（Morisaki et al. Anticancer Research 34:4509-4519, 2014, Morisaki et al. Anticancer Research 32:2505-2510, 2012)。

ＮＫ細胞療法やγδＴリンパ球療法って、活性化リンパ球療法とどう違うの？

ＮＫ細胞療法は、先に出たＮＫ細胞を主に活性化・増殖させて用いる免疫細胞療法です。ＮＫ細胞は、がん細胞の糖鎖やさまざまなストレス抗原を認識します。そのことから今後の臨床応用も期待されていますが、弱点もあります。

Ｔリンパ球と異なり、がん細胞上にＭＨＣクラスＩがあれば、ＮＫ細胞はがん細胞を攻撃しにくくなってしまうのです。というのは、ＮＫ細胞にはＫＩＲという受容体があり、自分のＭＨＣクラスＩから「攻撃するな」という信号が入るからです。

逆に、がん細胞上にＭＨＣクラスＩがなければ、がんを攻撃する強い力を発揮できます。現在まで、ＮＫ細胞療法のエビデンスで信用できる報告はまだ少ないと言えます。効果どころか、安全性もまだ確立されているとは言えません。

２０１１年、ロゼンバーグらのグループが、固形がんに対するＮＫ細胞療法の効果について報告しています。この報告では、患者さんから採取したＮＫ細胞を分離し、培養・活性化させ、約100億個のNK細胞を患者さんに投与しています。免疫療法が効きやすいメラノーマと腎細胞がんの患者さん8人に実施したところ、1例も臨床効果は見られなかったと報告されています。

しかし、この報告の中でも述べられているように、免疫抗体医薬と併用すれば、NK細胞療法も可能性のある細胞療法と言えます。理由は、免疫抗体医薬が持つと言われている「ADC C活性（抗体依存性細胞傷害活性）」です。抗体は、NK細胞とがん細胞を結合させます。それとともにNK細胞を活性化させ、NK細胞のがん細胞破壊を促進する作用です。このADC C活性が働けば、がん細胞がMHCクラスⅠを持っていても、NK細胞はがんに対して攻撃が可能になるからです。

γδTリンパ球療法は、γδTリンパ球を主とする免疫細胞療法です。Tリンパ球にはαβ Tリンパ球やγδTリンパ球がありますが、血液中にγδTリンパ球はわずかしか含まれていません。そのγδTリンパ球を採取し、ゾレドロン酸やピロリン酸で刺激し、増殖・活性化させて患者さんに戻す免疫細胞療法です。

これまで、多発性骨髄腫や腎細胞がんの臨床試験の研究結果が報告されているものの、まだ単独療法での顕著な効果の報告はありません。効果の検証はこれからで、安全性の確認とさらなる臨床試験の蓄積が必要と思われます。

再生医療新法って何？

医療技術には、「先進医療」と呼ばれるものがあります。先進医療とは、先端的な医療技術のうち、厚生労働大臣の指定する医療施設で行われる先端医療技術です。現段階ではまだ標準治療になっていなくても、将来、標準治療として保険適用になる可能性のある先進的な医療技術が含まれています。先進医療には、以下のような免疫細胞療法も含まれています。

・先進医療A……安全性にほぼ問題ない活性化リンパ球（αβ型T細胞受容体を持つ）療法や樹状細胞ワクチン療法

・先進医療B……使用薬剤や安全性にまだ不明な点が残るγδTリンパ球療法やNKT細胞療法

NK細胞療法は安全性確認もなく、日本での臨床試験の結果も出ていないため、先進医療には選ばれていません。

先進医療としての免疫細胞療法には施設基準があります。24時間の救急体制があり、血液悪性腫瘍専門医や消化器外科専門医が常駐している施設。こうした施設が、それに当たります。つまり、大学病院やがんセンターレベルの病院でこれらの免疫細胞療法を行う場合に限り、先進医療と呼ぶことができるのです。性質としては、臨床研究のウエイトが非常に高くなります。

２０１４年、「再生医療新法（正確には「再生医療等の安全性の確保等に関する法律」と言います)」が生まれました。再生医療新法の適用には3段階(第1種〜第3種)あり、活性化リンパ球療法や樹状細胞ワクチンなどは第3種となっています。

これまで、免疫細胞療法は、医師法によって医師の責任で行われていました。第3種再生医療である活性化リンパ球療法や樹状細胞ワクチン療法は安全性が確立されたとはいえ、施設によってはいい加減な細胞培養や不衛生な培養施設で実施しているところもあります。そのことから、第3種の免疫細胞療法を行うすべての施設が届出制となり、法律の規制を受けながら、透明性のある治療法として実施されるようになる予定です(2015年11月25日に完全施行予定)。

免疫細胞療法に、副作用ってあるの?

きちんとした医療施設で行う免疫細胞療法には、問題となるような重い副作用はありません。ただし、理論的には軽い発熱、炎症の増幅、自己免疫に関する問題などは起こり得ます。しかし、自己免疫の問題が最も危惧されていた樹状細胞ワクチン療法でも、重い副作用はほとんど見られていません。

免疫細胞療法を実施している医療機関の中には、「発熱は免疫療法の効果の証拠である」などと言っているところもあります。しかし、通常の免疫細胞療法で、39〜40℃の高熱は起こり得ません。こうした高熱は身体に危険信号を伝えるもので、大きく二つの場合に起こり得ます。

①細菌の毒素（エンドトキシン）やカビ、ウイルスなどの微生物が身体の内部（血液中）に侵入した場合

微生物が侵入してきた場合、主に免疫細胞のマクロファージの表面にある受容体が微生物の成分をキャッチし、発熱に関係のある物質（インターロイキン1、6、18）やTNF-αなどのサイトカインが放出されます。これらの物質が視床下部の発熱中枢に作用し、発熱という反応が起こります。

②死んだ細胞が多量に生じた場合

この場合、死んだ細胞をマクロファージが食べます。すると、マクロファージから今言ったサイトカインが大量に放出されます。そこから①と同じように発熱反応が起きますが、①のケースほど顕著ではありません。

質のよい自分の細胞を用いた免疫細胞療法で、高熱はなかなか起こるものではない。こう言うことができます。もし高熱が起こる場合には、細菌などの異物の混入や死んだ細胞の多量の混入なども念頭に置かなければなりません。こうしたリスクを否定するためには、次のようなことが要求されます。

①微生物がつくる物質（エンドトキシンやペプチドグリカン、ベータグリカンなど）の定量検査

②死んだ細胞の混入の定量検査

これらの安全性検査と品質検査を受けた細胞であるかどうかのチェックを受けているか？免疫細胞療法を受ける場合、ここを確認することが重要です。少なくとも免疫細胞療法の提供医療機関は、高熱が発生した場合、感染症かどうかの検査をする慎重な姿勢が求められます。

再生医療新法では、高熱などの副作用に対しては原因を調べることや補償も求められています。また、監査する委員会にも報告しなければなりません。

免疫療法は、他の治療と併用できるの？

「抗がん剤や放射線治療では白血球が減り、免疫力が低下することがよくある。そうした時に免疫療法を併用するのは意味がない」。こう言う医師もいますが、腫瘍免疫学を理解し、併用のタイミングさえ間違えないようにすれば、決して意味のないことではありません。まずは以下の点を理解していないと、医師でもこういう誤解をする場合があります。

①抗がん剤や放射線治療と免疫療法は、まったく異なるメカニズムでがん細胞を破壊する
②あまり強力でない化学療法、放射線治療では、免疫力を低下させる制御性T細胞（「T-reg」とも言います）を減少させることがある。その結果、免疫力はあまり低下しない
③免疫力をあまり低下させない抗がん剤（ジェムシタビンなど）や分子標的薬では、免疫療法との同時併用も可能である
④化学療法・放射線治療を実施して、いったん骨髄機能が低下したあと、白血球が回復してく

る時期に免疫療法を行う時間差併用療法がある

⑤抗がん剤や放射線治療で骨髄機能が極度に低下し、白血球数も減少している時期には、体内で強力な免疫反応を起こさせること（ワクチン療法など）は難しい。また、強力な化学療法や放射線治療を行なった同じ日に、免疫療法は実施しない

⑥強力な抗がん剤や放射線治療を開始する前に、免疫細胞をアフェレーシスという方法で採取し、凍結保存しておく。そうすれば、白血球数が減少した場合でも、凍結保存しておいた免疫細胞を活性化・増殖させて戻すことにより、免疫療法が併用できる

例えば、ＮＣＩが臨床試験として行なっている方法があります。それは、いま説明した⑥になります。まず患者さんの免疫細胞を採取し、凍結保存しておきます。あるいは、がんの中に存在するリンパ球を活性化・増殖させ、活性化ＴＩＬ（活性化腫瘍浸潤リンパ球）として凍結保存しておきます。

その後、抗がん剤や放射線治療を実施し、全身に転移したがんの治療を施します。その治療で白血球が減った段階で、凍結保存しておいた免疫細胞や活性化リンパ球を患者さんに戻すのです。

抗がん剤と放射線治療で、白血球はどん底まで減っています。こういう時に、活性化された自分の免疫細胞やリンパ球が体内に入ってくれれば、そのリンパ球はがんに集まりやすくなります。しかも、体内で長く活躍できることが知られています。

　こうした方法は、医学的には「骨髄非破壊化学療法と免疫療法併用療法」と呼ばれています。メラノーマに対する集学的治療法（さまざまな治療法を組み合わせた治療法）として奏効率が60％を超え、かつ完治例も報告されています。免疫学を熟知していれば、化学療法や放射線治療との併用が矛盾しないことが理解できるはずです。

　実際、最近では化学療法と、活性化リンパ療法や樹状細胞ワクチン療法などの免疫細胞療法との併用効果を、再発予防や進行がんの治療法として検討した臨床試験が多く行われており、その効果が多くの英文論文でも報告されてきています。

再発予防に、免疫療法は効果があるの？

　では、現在存在する免疫療法で再発がどれくらい予防できるのでしょうか？　実は、世界中で行われている臨床試験中の免疫療法だけでも、ある程度の再発予防効果があることはわかっています。

・大腸がんの手術後に、自己がんタンパクとＢＣＧを併用した臨床試験
・腎臓がんの手術後に、自己がんタンパクワクチンを行なった臨床試験
・肝臓がんの手術後に、活性化リンパ球療法を行なった臨床試験
・胃がんの手術後に、活性化リンパ球療法を行なった臨床試験

　これらの臨床試験では、何らかの免疫療法だけでも、統計学的に有意差のある免疫療法の再

発予防効果が報告されています。胃がんや大腸がんについては、10％以上の再発予防効果があると報告されています。

再発予防のために、抗がん剤と免疫療法を併用する意味はありそうだ――。まだ臨床試験で証明する必要はあるとしても、こう予想することは不可能ではありません。

現在多くの人が、再発予防に免疫療法を取り入れることを考えています。ただし、再発予防のための免疫療法を公的保険医療に取り入れるには、無作為比較試験（「ランダム化比較試験」とも言います）で有効性を証明しなければなりません。

多くの患者さんを集め、治療する場合と治療しない場合に無作為に分け、生存率を調べる臨床試験。これが無作為比較試験です。日本からも優れた研究結果が報告されています。

最近、千葉県立がんセンターの木村先生らが、肺がん術後における化学療法単独群と化学療法と樹状細胞ワクチン・活性化リンパ球療法併用群での再発予防効果についての無作為臨床試験の結果を報告されています。それによれば、免疫細胞療法併用群の方が、再発率も低下し、生存率も高いことが証明されています。

また、東京女子医大の清水先生らの報告では、胆管がん術後に自己がん樹状細胞ワクチンと活性化リンパ球療法を行なった場合の再発予防効果も証明されています。

がん免疫療法に、挫折はなかったの？

ここまで、がん免疫療法の話をしてきましたが、その歴史は決して順調なものではなく、むしろ挫折の連続でした。というのは、これまでのがん免疫療法は単独では、がん縮小効果が期待されたほどではなかったからです。その理由も、研究の進歩で明らかになってきています。

がんは免疫細胞からの攻撃をかわし、逆に免疫力そのものを弱めることもあります。がん細胞自身、あるいは周囲の細胞は、免疫を抑える物質（プロスタグランディンやＴＧＦ-βなど）を多くつくり出します。これが、Ｔリンパ球など、がんを攻撃する能力を持つ免疫細胞の力を弱めてしまうのです。

免疫細胞がつくるサイトカインは、高濃度ではがん細胞を弱らせることが知られていました。逆に、そのサイトカインが、がんをより強力にする場合があることもわかりました。そうしたサイトカインにＴＮＦ-α（腫瘍壊死因子）や、インターロイキン１があります。これらは「炎症性サイトカイン」と呼ばれ、がん細胞のＮＦ-κＢという細胞内の因子を活性化します。

そのことで、がん細胞が浸潤や転移に必要なタンパク質をつくらせたり、がんが死ににくくなるように（抗アポトーシス）がん細胞を誘導することがわかったのです。これを「免疫の悪用」と言います。また、免疫を抑える細胞をみずからの近くに呼び寄せ、がんに反応するＴリンパ球を弱めます。そうした細胞に、骨髄由来の免疫抑制細胞や制御性Ｔ細胞などがあります。

さらにその極みとして、がん細胞自身がリンパ球に結合し、その活性化を妨げるメカニズム（ＰＤ-１／ＰＤ-Ｌ１の免疫チェックポイント機構）も明らかにされました。

がんが免疫を抑制するメカニズムの全体像が明らかになったわけです。その結果、免疫抑制の対策について一つひとつ研究されるようになりました。その研究の成果で、有効な治療法として登場してきたものが免疫抗体医薬です。そして、なかでもこれから大きな期待をかけられているのが、第３条で少しだけお話しした「免疫チェックポイント抗体」なのです。

免疫とがんの関係についての理論は、どう変遷してきたの？

ここで時計の針を巻き戻し、免疫とがんの関係についての研究と理論の変遷を少しだけお話ししたいと思います。

１９５７年、アメリカのルイス・トーマスとマクファーレン・バーネット（１９６０年ノーベル生理医学賞受賞）は、「がんの免疫監視理論」を打ち立てました。

「体内で発生するがん細胞を免疫系が監視し、がんの発生を未然に防ぐ役割を果たしている」。簡単に言うと、これががんの免疫監視理論です。その後、免疫の主役としてＴリンパ球の存在が証明され、さらにＮＫ細胞が発見されるに至り、がんの免疫療法も一躍時代の寵児となります。しかし、２００７年、マントバニは、免疫系はがんの監視機構ばかりではなく、逆に慢性炎症を介してがんの進行にも関与していることを明確にしました。

■がんが進行するにつれて免疫は弱くなる

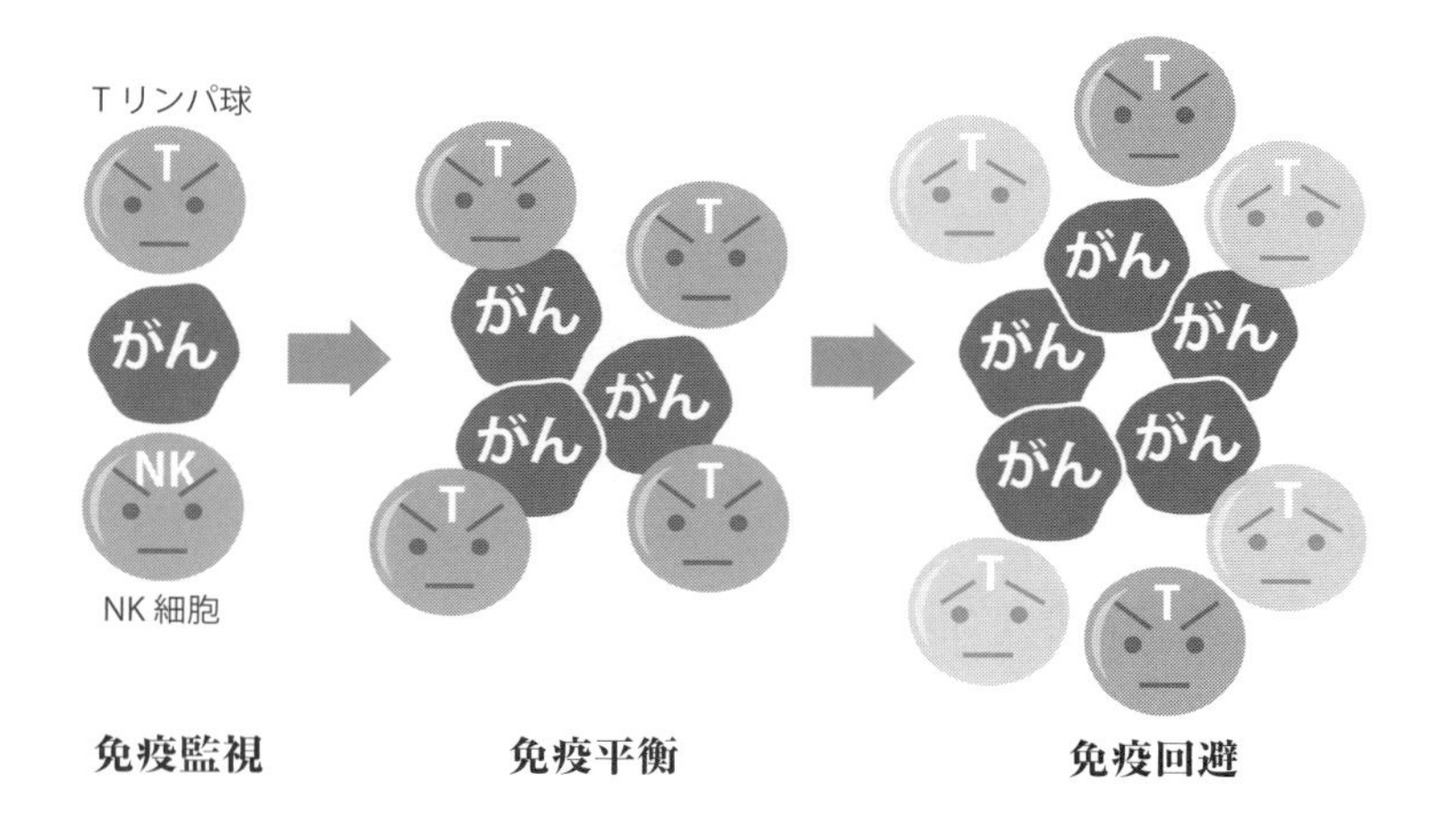

■免疫チェックポイント抗体は、がんの免疫回避を阻止する

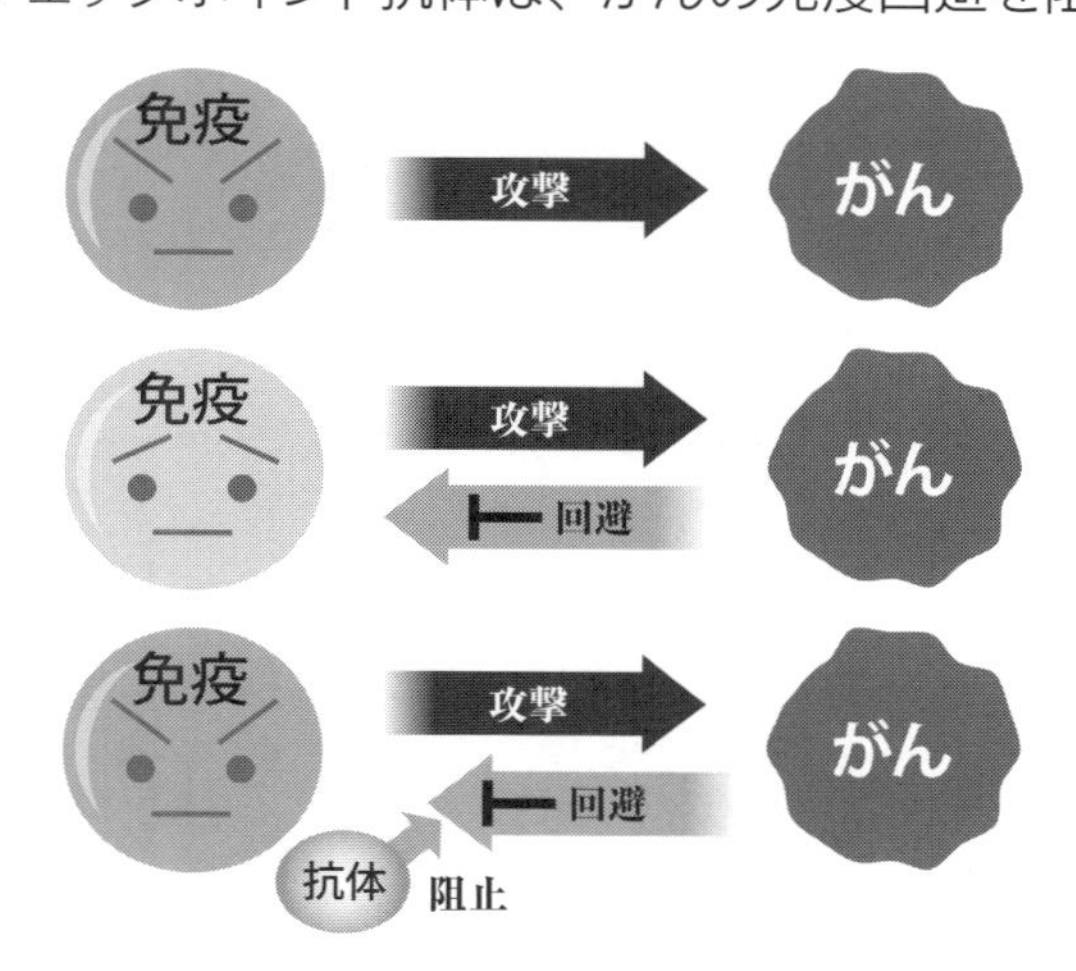

一方、2002年、ロイド・オールドらは、がんと免疫系の関連について、「がんの免疫編集理論（Immune-editing）」を発表しています。がんと免疫系の関連は、免疫系が、がんの発生を監視する免疫監視段階、次に免疫とがんが共存する免疫平衡段階、そしてがんが免疫からの攻撃をうまくかわし、免疫系は逆に疲弊している状態となる免疫回避段階の3段階がある。これが、がんの免疫編集理論です（前ページの上図）。

がんの初期段階では、免疫系はがん細胞を監視し、その増殖を抑える能力があります（免疫監視）。しかし、がん細胞が少しずつ増えてくると、がん細胞が増殖・転移しようとする力と、それを食い止めようとする免疫の能力が拮抗します。それが「免疫平衡」となります。

さらに、がん細胞がどんどん増殖し転移も増えてくる段階になると、がん細胞は免疫からの攻撃をうまくかわすことのできる「免疫回避段階」となるというものです。

当初、この免疫編集理論は、がんと免疫との関係をうまく言い表した理論であり、がん免疫学者の間で受け入れられました。

その一方で、まだ懐疑的な学者もいました。しかし、免疫編集の最終段階である免疫回避のメカニズムが解明された結果、免疫回避の手段を阻止する免疫チェックポイント抗体医薬PD-1／PD-L1抗体が開発されたのです。

雑誌『サイエンス』は、どうしてがん免疫療法を科学のブレークスルーに選んだの？

『サイエンス』や『ネイチャー』と言えば、科学論文では最もノーベル賞に近い発見を記述する雑誌です。２０１３年12月、『サイエンス』は、がん免疫療法を２０１３年度の「科学におけるブレークスルー」のトップに選んでいます。ＰＤ-１抗体など免疫チェックポイント抗体の臨床試験の目ざましい成果を評価したからです。

これまでの免疫療法や抗がん剤、分子標的薬にも見られなかったＰＤ-１抗体やＰＤ-Ｌ１抗体のすごいところは以下の点です。

①これまで免疫療法が効きやすいと言われていたメラノーマだけでなく、もともと免疫療法が効きにくい（免疫原性が少ないため）とされていた肺がんやその他のがんにも効いていること

②一度がんが縮小した患者さんでは、その効果が1年どころか数年間以上にわたって効き続けていること。つまり、耐性があまりできていないこと

③重篤な副作用が少ないこと

以上そろえば、文句ないほどの免疫療法です。まさに、免疫療法のブレークスルーです。臨床試験開始前、こうした効果はあまり期待されていませんでした。それが、この単純な抗体医薬で実現できそうになったわけです。それだけに、その結果は免疫療法医の間だけでなく、

最新の医学研究にも詳しいがん治療専門医の間でも、一つの衝撃となりました。

免疫チェックポイントって何？

「リンパ球は免疫の主力でしょ、強いほうがいいに決まっている」。普通の方はこう思っています。しかし、リンパ球があまりにも強力になって働きすぎると、問題が起きてきます。例えば、炎症反応の持続で身体が疲れたり、自己免疫反応で自分の正常細胞がリンパ球によって破壊されたりするリスクがあります。

そこで、免疫には、リンパ球が過剰に強くなりすぎないように、あるいは増えすぎないように調節するメカニズムが備わっています。それが「免疫チェックポイント機構」です。例えば、リンパ球が活性化されると（強くなりすぎると）、その表面にあるＣＴＬＡ-４という物質やＰＤ-１という免疫チェックポイント物質が増え、他の細胞から「働くな」という信号がリンパ球に伝わるわけです。

その機構を逆手に取り、現在、がん免疫療法の強力な手段となってきているのが、免疫チェックポイント機構が働かないようにする「免疫チェックポイント抗体」です。これにはＣＴＬＡ-４に対する抗体（イピリムマブなど）や、ＰＤ-１に対する抗体（オプジーボやキートルーダなど）があります。

がんの患者さんでは、慢性的にリンパ球上のＣＴＬＡ-４が活性化されています。そのため、リンパ球の機能が低下している状態です。イピリムマブは、CTLA-4の信号を止めます。そのことで、リンパ球は働きを抑えられずに活性化され、その一部ががん細胞を攻撃すると考えられます。

つまり、リンパ球の機能を低下させる分子に働きかけ、リンパ球を再び活性化させる――。これが免疫チェックポイント抗体の働きになります。

最初の免疫チェックポイント抗体であるイピリムマブの臨床試験が開始されて、すでに5年以上が経過しました。その間、さまざまな効果の特徴がわかってきました。

同時に、このような免疫療法は、以下の点でも抗がん剤などの薬物療法とは異なることもわかってきました。

①治療開始からしばらくがんが増大することがあり、その後、縮小してくる。効果のあった例の中には、30ヵ月後にやっと完全消失した例がある。つまり、抗がん剤に比べて、効果が出るまでに時間が長くかかるということ

②がんが大きくなるだけで、一見効かないように見えた例でも長く生存される例がある

③効果が見られた例では、その効果が長く継続する。つまり、薬物療法のように薬剤耐性というものが、がんにできにくいのかもしれない。あるいは、薬物に耐性のあるがん幹細胞に対しても効果があるかもしれない

この3点が、抗がん剤などの薬物療法と大きく異なる点です。

ＰＤ‐1抗体やＰＤ‐Ｌ1抗体は、どうして効くの？

免疫チェックポイント抗体のうちＣＴＬＡ‐４抗体は、自己免疫関連の副作用が多く出現し、使用法が難しいという欠点がありました。ところがＰＤ‐１抗体やＰＤ‐Ｌ１抗体は、効果も強くなり、副作用も少ないという利点があります。では、ＰＤ‐１抗体やＰＤ‐Ｌ１抗体は、どんなメカニズムでがんに効くのでしょうか？

実は、その詳細なメカニズムはわかっていません。ただし、次のようなメカニズムが考えられています。がん細胞やマクロファージ上にはＰＤ‐Ｌ１やＰＤ‐Ｌ２があります。これらがＴリンパ球の上のＰＤ‐１に結合すると、Ｔリンパ球はその機能が極端に低下してしまいます。具体的には、例えばＴリンパ球はその活性化や増殖が抑えられるのです。

特に、特定のがん抗原に特異的に働くＴリンパ球は、ＰＤ‐１からの信号によりその活性（力）が著しく衰えることが知られています。それだけでなく、アポトーシス（自殺経路）に陥りやすくなることがわかっています。

では、ＰＤ‐１抗体を使うと、どういうことが起こるでしょうか？　がん細胞のＰＤ‐Ｌ１と、Ｔリンパ球のＰＤ‐１との結合がなくなり、がんから抑えの信号が来なくなる——。その結果、Ｔリンパ球のがん細胞に対する攻撃力が増すと考えられています。

逆に、がん細胞にＰＤ‐Ｌ１抗体が結びつくと、どうでしょうか？　がん細胞やマクロファージが、Tリンパ球に抑えの信号を送れなくなります。つまり、Tリンパ球の活性化や増殖を阻止するものがなくなり、同時に、制御性T細胞の働きも抑えられることになります。結果として、がん細胞を破壊するTリンパ球の能力が高まることになります。特に、がん細胞がPD-L1を持っている場合、効果の高いことがわかっています。

がん細胞の持つPD-L1により、PD-1を通じて、TIL（腫瘍内に浸潤していたTリンパ球）の機能が抑えられていた。ところがPD-1抗体により、その機能が再活性化したのではないか――。そのメカニズムについては、こうしたことが考えられます。

免疫チェックポイント抗体の実力は？

2010年、メラノーマに対し、CTLA-4抗体のイピリムマブがFDA（アメリカ食品医薬品局）から承認を受けました。その後の臨床試験で、イピリムマブは非小細胞肺がん（特に扁平上皮がん）や前立腺がんなどに臨床効果が確認されています。また、GVAXというワクチン（肺がん細胞にGM-CSF遺伝子を組み込んだもの）との併用で、膵がんなどに対してもある程度の臨床効果が確認されつつあります。

「効果が見られた患者さんでは、非常に長く効果が続く」。イピリムマブの場合、臨床試験第I相の特徴としてこう報告されています。

PD-1抗体は、2012年のASCO（アメリカ癌治療学会）で、初めて臨床試験の報告がなされました。発表者はスーザン・トパリアンという女性研究者です。彼女は、以前はＮＣＩのロゼンバーグ博士のもとでリンパ球療法の臨床試験を行なっていました。「メラノーマだけでなく、肺がん（特に肺扁平上皮がん）にも、ＰＤ-１抗体がよく効く可能性がある」。彼女はこう報告しています。副作用（腸炎や皮膚炎）も、イピリムマブほどではないと報告されています。

結局、２０１５年春、ＦＤＡは肺扁平上皮がんに対するＰＤ-１抗体ニボルマブを承認することになりました。これは２０１４年の論文報告で、前治療歴のある非小細胞肺がんに対する縮小効果が17％と発表されたこと、その後の臨床試験で肺扁平上皮がんでの第二次治療としてＰＤ-１抗体ニボルマブが抗がん剤のドセタキセルの効果を大幅に上回ることが証明されたことを受けての承認でした。

その他のがんに対するＰＤ-１抗体、ＰＤ-Ｌ１抗体の臨床試験も進んできており、世界の主要な英文医学論文やアメリカ癌治療学会、欧州腫瘍学会などで、治療効果の発表が相次いでいます（肝臓がんの縮小率20％、腎がんの縮小率30％、膀胱がんの縮小率50％、ホジキンリンパ腫の縮小率87％、ＰＤ-Ｌ１ 発現陽性胃がんの縮小率22％、トリプルネガティブ乳がんの縮小率17％、卵巣がんの縮小率15％など）。

驚くほど高い奏効率ではありませんが、単に弱まったＴリンパ球を再活性化するだけの抗体薬で、これほど多くのがん種で効果が示されるとは、おそらく誰も予想しなかったことです。

実は、進行性メラノーマの患者さんに対し、ＰＤ-１抗体の臨床試験は２００８年頃から開始されていました。最長で、すでに5年以上が経過している患者さんもおられるようです。

スーザン博士の２０１４年の論文によれば、長期間の経過観察が可能だったＰＤ-１抗体の投与を受けた１０７人のメラノーマ患者さんのうち、20％以上が４年を経過しているということです。この免疫療法の特徴は、抗がん剤と異なり、効果が長続きすることのようです。また、抗体の量は０・１～10mg／kgとまちまちですが、特に量が多いほどよいわけではないようです。

ＰＤ-１抗体の投与でがんが劇的に小さくなり、その効果が持続している患者さんのがんを顕微鏡で見た報告があります。それによると、投与前にもリンパ球の浸潤が見られていましたが、縮小後の組織ではがん細胞が消失し、線維組織に置き換わり、その中にリンパ球の浸潤が見られた例が報告されています。「ＰＤ-１抗体により、すでにがんに浸潤していたリンパ球のがんに対する攻撃力が増し、がん細胞が破壊消失した」。報告では、こう推察されています。

免疫チェックポイント抗体に副作用はないの？

効果は期待できそうだけれど、副作用はないの？　免疫チェックポイント抗体で、ここが気になった方もあるでしょう。

がん組織の中に浸潤しているリンパ球のがん細胞に対する攻撃力を高める薬剤。これが免疫チェックポイント抗体です。しかしその一方で、それ以外の身体の中にあるリンパ球も、同時に活性化させてしまうことが予想されます。つまり、リンパ球が必要以上に活性化される結果、がんだけでなく、正常組織の細胞もリンパ球によって壊される場合もあるわけです(自己免疫)。

がん以外で、リンパ球が活性化されやすい場所として腸、皮膚、肝臓、腎臓、肺、内分泌官などがあります。その結果、例えば腸では腸炎となって下痢や腹痛、発熱などの腸炎の症状が出ることになります。腸炎が軽い場合には薬を減量したり、しばらく薬をやめるだけで改善します。しかし、ひどくなればステロイドホルモンやインフリキシマブといった潰瘍性大腸炎の治療剤(免疫抑制剤)を使用しなければなりません。

日本では、2014年9月にメラノーマにのみPD-1抗体のニボルマブが保険適応になり、これまで約1000例の治療例における副作用データが集積されています。それを見ると重症筋無力症や腸管穿孔などの重篤な副作用で亡くなった例が報告されていますが、80歳代のご高齢の場合が多いようです。

免疫チェックポイント抗体はどういうがん、どういう人に効くの?

これまで行われた臨床試験の結果を総合してみると、がんが縮小する効果の高かったものは、悪性黒色腫(メラノーマ)、腎細胞がん、胃がん、肝臓がん、卵巣がん、頭頸部扁平上皮がん、膀胱がん、肺がんなどです。肺がんの中でも、非小細胞肺がんがよく効き、肺扁平上皮がんが特によく効くようです。小細胞肺がんでの効果も報告されています。

もともと、免疫療法が効きにくいと言われていた肺がんで、どうして免疫チェックポイント抗体が効くのでしょうか？

がん組織を免疫染色という方法で調べてみると、がん細胞や免疫細胞がＰＤ-Ｌ１を発現している場合に特によく効いていることが判明しています。このことはＰＤ-Ｌ１はインターフェロンガンマの影響で発現が増えるので、インターフェロンをつくる免疫細胞が存在した証拠、つまりがんの周りで免疫反応が起こりかけていたことを示唆しています。

また最近、興味深い臨床結果が『ネイチャー』や『サイエンス』などで報告されています。例えば大腸がんは、免疫チェックポイント抗体の効果が少なかったのですが、ミスマッチ修復異常のがん（リンチ症候群という家族性の大腸がんなどで、マイクロサテライト不安定性など遺伝子変異の多さが特徴）では免疫チェックポイント抗体の効果が非常に高いことがわかったのです。肺がんでも同様のことが報告されています。

それはなぜでしょうか。リンチ症候群などの大腸がんでは、変異タンパク抗原の数が多いため、その変異抗原に対するＴリンパ球の種類も多いことや、がん組織へのＴリンパ球浸潤などの免疫反応が高いことが理由のようです。このような臨床報告から、がん組織周辺でＴリンパ球が活性化したことの証拠としてのＰＤ-１やＰＤ-Ｌ１の値が高い場合、それらを抑止する働きをするＰＤ-１／ＰＤ-Ｌ１抗体の効果が期待できると言えそうです。

今後、さらに研究が進めば、どのようながんで免疫チェックポイント抗体の効果が高いか、あるいは、どのような治療を組み合わせれば免疫チェックポイント抗体の効果が高まるかが、さらに明らかになるでしょう。

がん幹細胞に対する免疫療法って何?

第2条で、がんの薬剤耐性に、がん幹細胞の存在や排出ポンプを持った多剤耐性のがん細胞が関係していることに触れました。がん幹細胞や多剤耐性のがん細胞は、薬剤への強い抵抗性を持ちます。そのことから、がん幹細胞に対して薬剤以外の別の要素による攻撃を考えるのは当然です。その一つが活性化リンパ球やワクチンなどの免疫療法であると言われています。

CTL(抗腫瘍活性化リンパ球)は、がん細胞表面のストレス抗原を目がけて攻撃します。がん幹細胞も、薬剤耐性がん細胞も、ストレス抗原を持っています。ということは、免疫細胞が攻撃できる可能性があるわけです。まだ研究レベルですが、これらのことを明らかにした報告もあります。

がん幹細胞と薬剤耐性がん細胞とを区別しても、実は同じ細胞を見ている場合もあるということが、最近の研究でわかってきています。そうであれば、免疫療法は、がん幹細胞や薬剤耐性がんへの対策として有用である可能性があります。

10年後、100年後の免疫療法はどう予測されるの？

ここで、免疫細胞療法の具体的な将来像を予測してみたいと思います。

10年後、免疫細胞療法はどうなっているでしょうか？　現在と比べ、免疫細胞療法には大きな変化はないでしょう。ただ他の治療法との併用効果や、再発予防効果がもっと示されてくると思います。この治療は安全でもあり、希望する患者さんの増加が予想されますが、このまま保険適応外であれば大幅に増加することもないでしょう。

ＰＤ‐１／ＰＤ‐Ｌ１抗体のような、身体の中のリンパ球を活性化させるだけで効果のある免疫抗体医薬はさらに増加し、臨床応用が進むでしょう。といっても、ＰＤ‐１抗体やＰＤ‐Ｌ１抗体の薬剤費は、非現実的といってよいほど高価です。まずは公的保険で使用できるようにする必要があります。

免疫チェックポイント抗体に比べれば、免疫細胞療法はむしろ低コストな治療法ともいえます。効果と費用の総合点で考えると、10年ほどの時間軸では、免疫細胞療法の需要は変わらないと考えられます。いずれにせよ、免疫チェックポイント抗体も、免疫細胞療法も、現在よりもっと質を高くし、しかも価格を抑える努力が必要ですし、公的保険で行えるようにするシステムが求められます。

今後、免疫チェックポイント抗体や免疫細胞療法が治療の選択肢として伸びるための課題があります。それは、「どんな患者さんやがんのタイプで効果が出せるのかを正しく予想するバイオマーカーを見つけること」です。

10年後、現在のように「どんながんにも効きます」といった雑駁な免疫療法の宣伝を信じる人はいないはずです。免疫療法のバイオマーカーを決定し、効果予測を立てることでより確実な効果を出せるようになれば、10年後には免疫療法も標準治療の仲間入りを果たしている可能性もあります。免疫細胞療法が再生医療法の中に組み込まれたのもそういう目的もあるのです。

今後、免疫細胞療法と免疫チェックポイント抗体の併用療法も始まるでしょう。当院での最近の治療例（保険外治療）では、頭頸部がんの肺・リンパ節転移再発例の方で、自己腫瘍樹状細胞ワクチンとPD-1抗体の併用でほぼ完全奏効されています。

では、１００年後はどうでしょうか？　１００年後には、免疫細胞療法も免疫抗体医薬も、現在より格段に進歩するでしょう。１００年後にはがんの全遺伝子検査、個人の正常細胞の遺伝子検査は、日常の検査になっているでしょう。この個人の遺伝子と、がんの遺伝子変異に基づいた個別化がん医療の時代になっているはずです。

「個別化がん特異免疫療法＋免疫抗体医薬」の時代――。１００年後を予測すると、がん免疫療法はこうした形になっていると考えられます。また、がん免疫療法だけでなく、がん細胞の異常なシグナル経路や遺伝子に対する分子標的薬も併用され、より副作用の少ない総合的治療法として確立していると考えられます。

第5条

あきらめない治療姿勢に学ぶ

あなたへのメッセージ

必死に治療を続けながらも、医師から、「手を尽くしましたが、もう治療法はありません」と言われることがあります。「その日」が訪れなければよいのですが、もしそうした状況になった場合はどうすればいいのでしょうか？

がん臨床医として、これまでそうした多くのがん患者さんと接してきました。胸を痛める切実な経験から、「その日」に備える心構えと対策を知っていただきたいと思います。

主治医から「もう治療法はない」と言われたら、緩和医療に専念するしかないの？

「最後の1秒まであきらめたくない……」。患者さんご本人、そしてご家族からすれば、これは当然の気持ちです。

「がんで最期まで闘うか？」。あるがんの研究会で、こんなアンケートを取ったそうです。すると、「闘いたい」と答えたのは患者さん側で90%、医師側で10%だったということです。患者さん側と医師側とで大きな温度差があるのがわかります。

「もう医学的に根拠のある治療法はありません。残りの時間を緩和医療専門の病院（ホスピス）か、在宅緩和医療をされている開業医の先生の往診を受けながらご自宅で過ごしてください」。がん拠点病院の主治医からこう言われたりします。しかし最初に知っていただきたいポイントは、「もう治療法は……」という言葉の意味です。

標準治療、つまり標準治療ガイドラインに沿った治療法がなくなった――。「もう治療法はありません」とは、この意味で言われる場合が多いのです。がん拠点病院の専門医の立場では、あくまでもエビデンスのある治療手段、保険医療の範囲内での治療手段がなくなれば、「もう治療法はありません、あきらめてください」と言わざるを得ないのです。

実は、がん拠点病院の先生から「もう治療法は……」と言われても、本当に治療法がなくなったわけではありません。

医師は、医学的知識や経験から、より客観的に「がんの末期」と「治療の限界」がわかります。例えば、生命の維持に関わる臓器があります。第1条で述べましたが、こうした臓器を「重要臓器」と言います。脳、肺、心臓、肝臓、腎臓、骨髄などがそれに当たります。こうした重要臓器に回復不可能な重大な機能不全（臓器不全）がある時は、どんな治療を施しても助かる見込みは少ないことを知っています。

しかも、がん治療には限界があり、薬物などで治療することが逆に臓器の障害を加速させ、寿命を縮めることを知っています。心情的にはあきらめたくなくても、医師としての客観的判断が「もう治療法は……」と言わせ、治療を早くあきらめさせるケースもあるようです。

最後まであきらめたくないという患者さんの気持ちは、よく理解できます。ただ医師としては、標準治療の範囲内では、やれることに限界があるということです。

「もう治療法はない」と言われたら？……①セカンド・オピニオンを求める

手術できないがんであったり、再発したりした場合、あるいは難治がんと言われる場合には、がんの治療も長期になります。しかも薬物療法の場合、次第に使用できる薬物も減ってきます。治療法に余力のあるうちに、長期計画を立てる。私は、このことをお勧めします。

さて、がん拠点病院の主治医から「もう治療法はありません」と言われた場合、セカンド・オピニオンを聞くことが一つの方法としてあります。保険制度の改変で、２００６年から、セカンド・オピニオンは診療と区別されるようになっています。セカンド・オピニオンとして患者さんを紹介した医療機関に、保険点数がつくようにもなりました。医療政策として、セカンド・オピニオンを推進していると言うこともできるでしょう。ただ診療ではないため、特別料金になるところが多いようです。

気をつけていただきたいことは、セカンド・オピニオンは最初の診断や現在の治療方針の間違いを指摘するものではないことです。同じ結論になっても、他の医師から説明を受けることで、現状がよく理解できるでしょう。一方、判断が異なった場合、まだ治療法がある可能性も出てきます。また、どこで判断が分かれたかを知ることができます。

セカンド・オピニオンでは、患者さんの自己責任が大きくなります。ただやみくもに「他に治療法はないか」と探し回るのではなく、これまでに受けた治療をきちんと把握し、医師に説明できるようにしておくことが大切です。

「どこでセカンド・オピニオンを聞けばいいの？」という疑問もあるでしょう。標準治療だけを行なっている他の医療機関にセカンド・オピニオンを求めても、答えは十中八九、がん拠点病院の主治医と同じです。がん拠点病院の立場からは、あくまで標準治療から外れることはできないからです。

セカンド・オピニオンは、患者さんの権利として定着しつつあります。

「セカンド・オピニオンを求めたいのですが、標準治療以外で信頼できる医師をご存じないでしょうか？」主治医に、こう相談するのも一つの手です。

「もう治療法はない」と言われたら？……②臨床試験（治験）という選択を考える

製薬会社では、分子標的薬と抗体医薬の開発が急ピッチで進められています。がん拠点病院で「もう治療法は……」と言われた場合、そうした新薬の臨床試験に応募することも一つの選択です。

新薬の臨床試験への応募は、アメリカでは一般的に行われています。どこの大学でPD-1抗体の臨床試験が実施されているか、あるいは臨床試験の募集があるかを調べることも必要です。

そこで活用したいのが、国立がんセンターのHPです。そのHPを見ると、臨床試験を実施している医療機関を知ることができます。国立がんセンターが発表している情報ですから、信頼に足るものです。HPが見られない場合、国立がんセンターに問い合わせて自分のがんを説明し、臨床試験が行われている医療機関を問い合わせるとよいでしょう。これも、国立がんセンターの果たす一つの役割だと考えます。

臨床試験に患者さんの負担はありませんし、入院費も、治療費もかかりません。臨床試験で目覚ましい結果が出る場合もあります。標準治療の効果がなく、治療の選択肢がない場合、臨床試験への応募も一つの選択肢になります。

「もう治療法はない」と言われたら？……③未承認薬という選択を考える

繰り返しになりますが、がん拠点病院では、標準治療ガイドラインにない治療は実施できません。掲載されていない未承認薬については、使うことができません。しかし標準治療がなくなっても、まったく治療手段がなくなるわけではないのです。日本とアメリカでは、標準治療のガイドラインが違うからです。

日本ではまだ未承認の薬剤でも、アメリカにはエビデンスが確認され、承認されている薬剤があります。それらを使うことで、顕著な効果や延命が期待できる可能性もあります。

「本当に、他の治療法を試みることはできないのか？」。標準治療がなくなった患者さんで、臓器不全や寝たきりの状態でない限りこう考えます。保険が利かないのでコストはかかりますが、日本では未承認の薬剤が候補になることもあります。

「未承認薬や免疫療法などの保険外治療は、安全性面で推奨しません」。がん拠点病院の先生は、こう言われます。それは立場上、仕方のないことです。しかし、実際に私が未承認薬を用い、効果と安全性を確認できている治療例があります。

未承認薬には、次のようなものがあります。

・日本の臨床試験をパスしていないか、臨床試験が開始されていない
・日本で承認されているが、使うことのできる病気が定められている。その対象以外の病気に使う場合、そうした薬剤を「適用外薬」と言う

がん拠点病院で「もう治療法は……」と言われた場合、未承認薬が一つの手段になります。もちろん、「治療をすることで、逆に、患者さんを苦しめることにならないか？」という点も配慮します。

未承認薬ですから、当然健康保険の対象外なので経済的負担が大きくなります。このことも、ある意味で患者さんを苦しめる要因の一つになります。

未承認薬は、医師が厚生労働省に薬鑑証明を提出して、個人輸入によって入手します。使用に際しては、薬剤の使い方を熟知している必要があります。したがって、信頼できる医師のもとで治療を受けることが重要になります。

２０１６年度より、その未承認薬の処方を、がん拠点病院の先生にお願いできる患者申出療養制度も開始される予定です（第８条に詳述）。

末期がんから生還することってあるの？

いろいろな本で、「末期がんからの生還」が語られていたりします。

医学的に「末期」の定義はありませんが、強いて言えば、生命の維持に必要な臓器（重要臓器）の機能が回復不可能な状態——。これが最も正確な表現になると思います。肺がんで言えば、肺の８割ががん組織になっているような状態です。息ができず、それでもがん細胞はどんどん増殖していく状況です。

がんサプリメントの中には、「末期がんからの生還」などと宣伝しているものもあります。しかし調べてみると、単に肝臓に転移していただけだったりします。肝臓に転移しているだけなら、５年元気に暮らしている方も大勢います。鳥越俊太郎さんのように、直腸がんののち、肺転移と肝臓転移で４回の手術を受けながら、仕事をこなしておられるケースもあります。

人によっては、「転移したら末期」と本に書く人がいます。それだけ末期という言葉は、悪用されがちなので注意が必要です。「え？　末期がんから生還できるの？」と驚く方も多くおられるでしょう。

転移していた肝臓がんや肺がんが消えたからといって、それを末期がんからの生還とは言えません。そもそも、末期がんではなかったのです。しかし、第3条で紹介したメラノーマの患者さんの場合は、間違いなく〝末期がんからの生還〟と表現するしかない劇的回復ぶりでした。

現在、難治がん、あるいは医師から末期がんと診断されても、決してあきらめないでください。信頼できる医師と、信頼できる治療法で、よりよく長生きできる場合もあるのです。

がんとの共存って可能なの？

がん治療の目標は、あくまで完治であることは言うまでもありません。しかし、皆さんもご存じのように、全てのケースで目標が達成されるには至っていません。

それでは、がんと共存しながらの長生きは可能なのでしょうか？　乳がんや甲状腺がん、前立腺がんなどは、治療法の進歩で完治する人も増えています。完治しないまでも、がんと共存して長生きする方もおられます。

ただし、肺がんや卵巣がん、すい臓がんなどの再発転移などで、長期共存されておられる方は多くはないと思います。

がんの治療では、二つの方向性があります。
①がんになったら早く手術をする。抗がん剤治療や放射線治療も受ける。そのことで根治を目指す
②進行がんのために完治が無理なら、できるだけ長生きを目指す。再発しても、できるだけ長

生きを目指す

一度がんになって生還した方や、がんは残っているけれど、慢性病のようにコントロールしている人がいます。そうした方を「がんサバイバー」と言いますが、後者が「がんと共存している人」になります。治療法の進歩により、このようながんサバイバーが増えてきています。アメリカでは、1300万人と言われています。2030年には、2000万人に達するだろうとも言われています。

がん治療が進めば進むほど延命が可能になり、がんサバイバーは増えます。日本でも、今後はがんサバイバーが増えると予想されます。

がんとの長期共存例ってあるの?

それはあります。当クリニックでは5年どころか10年以上、がんを抱えながら普通に生活ができている方がいます。ここに三人の方を紹介します。

【症例①】手術不能の肺がんだったが、5年半後も普通の生活が

50代の女性の例です。2008年、この方は左肺腺がんで手術を受けられています。しかし、がんが肺表面から胸膜表面全体に広がり、がん性胸膜炎のためそのまま手術は中止となっています。

化学療法と免疫療法を6ヵ月行い、ＰＥＴ‐ＣＴでは胸膜転移は消えました。翌年の春、肺の原発巣を手術で摘出されています。その後、自己腫瘍タンパク樹状細胞ワクチン（摘出したがん細胞を使ったワクチン）と活性化リンパ球を併用する免疫療法と、化学療法を行なっています。

現在も、2ヵ月に1回の少量の化学療法と免疫療法を継続中で、5年半が経過しています。毎週ゴルフを楽しみ、普通の生活ができています。ＣＴ検査では、胸膜の病変がまだ残存していることがわかっていますが、この5年間変化していません。

【症例②】肺がんが二度再発したが、10年後のいまも元気に

現在60代の女性の例です。２００５年に肺腺がんと診断され、手術を受けておられます。翌年と翌々年に肺内再発し、そのたびごとに手術を受けておられます。その間、3種類の抗がん剤治療と分子標的薬（イレッサ）を試されましたが、肺に多数の転移が出現しています。当クリニックを受診されたのは、２００８年でした。

その後、ジェムザールという単独では効果の弱い抗がん剤に、アバスチンを時々併用しました。また、化学療法の2週間後に、免疫細胞療法も併用しました。

２０１５年現在、がんは残っていますが、元気に過ごされています。

【症例③】卵巣がんの再発、腹膜と全身のリンパ節転移も、10年後のいまも元気

50代女性の例です。卵巣だけでなく、子宮にもがんがありました。手術されたものの腹膜とリンパ節に再発。第3次抗がん剤治療までされましたが、次第に効果がなくなっています。

来院された時は腹膜播腫、リンパ節転移で、お腹から首まで累々と腫れていました。この方の場合、抗がん剤を長く投与されていたにもかかわらず、免疫機能は比較的しっかりしていました。

首まで転移したリンパ節のうちの一つを局所麻酔で切除し、自己がんタンパクを加えた樹状細胞ワクチンとリンパ球療法を行いました。併用療法として、月1回のタキソールだけの抗がん剤治療も行いました。

最初の来院から10年以上がたちますが、現在、半年に一度程度の来院で状態が維持できており、CT上、リンパ節の腫れは見られるものの、今も普通の生活をされています。

代表的な難治がんの治療例は?

いま、がんと長期共存している三人の方を紹介しました。第3条でも、分子標的薬(ダブラフェニブ)でメラノーマが劇的に改善した患者さんを紹介しました。

標準治療ではもう治療法がない……。こうした状態になると、誰でも絶望的になるものです。しかし、すでに紹介したように、積極的な治療をあきらめなかったことで長期の生存が可能になったり、また、最悪の状態を乗り越えた方もおられます。希望は捨てないでいただきたいと思います。

標準治療では限界になっても決してあきらめないで積極的に治療に取り組んだ患者さんの例を紹介したいと思います。

【症例①】胃がんの再発・がん性腹水……タキソールと活性化リンパ球療法の併用

70代の男性の例。胃がんの根治術である胃の全摘術を施行して2年後に再発し、腹水が出現、腹水中には多数のがん細胞が認められてがん性腹膜炎と診断され、来院されました。

進行胃がんの術後に、抗がん剤（TS-1）での再発予防をしたものの、腹膜に再発し、腹水が溜まった患者さんです。こうした例では、なかなか治癒は困難です。

このような例では通常、がん拠点病院ではTS-1＋シスプラチン、タキソール、アブラキサンなどが使用されます。しかし、この方は強い抗がん剤は望まれませんでした。というのは、医学的知識も豊富で、強力な全身抗がん剤だけでは効果が一時的であることをよくご存じだったからです。そして、免疫療法を併用したQOLを重視した治療を望まれました。

幸い、がんは腹膜だけにとどまり、他の臓器への転移はありませんでした。そこで、腹腔内チューービングをまず行いました。がんが腹膜にとどまっている場合、私がよく試みる方法です。チューブを入れたままでは生活が不便なため、できるだけ細いチューブを入れます。先端はセラミックでできた2cmの小さな容器（「ポート」と言います）につなげ、皮膚の下に埋め込みます。こうすれば薬剤をポートから入れることができ、全身には広がりにくいため副作用も少ないのです。高度先進医療として実施している大学病院もあります。

こうして留置したポートから腹腔内に少量のタキソールを入れました。その治療の合間に、全身と腹膜への活性化リンパ球の注入療法を行いました。幸い、この少量抗がん剤腹膜内投与と免疫療法の併用が効果を示し、副作用はほとんどなく、通常の社会生活を送りながら3年間過ごされました。再発胃がんのがん性腹膜炎のケースで、このような長期生存例は珍しいといえます。


【症例②】脳・リンパ節などに転移したステージ4の肺がん……分子標的薬による治療

30代の女性で、脳やリンパ節、骨、胸膜と肺にも転移が広がるステージ4の肺腺がんの例です。標準的抗がん剤治療は第3次まで終了（現在可能な遺伝子変異検査ではマイナス）していました。他の施設でペプチドワクチンや活性化リンパ球療法などの免疫療法を試しても、次第に悪化する一方で、来院されたのは、酸素を吸入しながら在宅緩和療法になった段階でした。「もう医学的には何もできないでしょう」。この状態では、がん拠点病院の先生はこう言われるでしょう。

私も治療は非常に困難と思いましたが、患者さんは30代と若く、喫煙歴もありません。それに、治療にかけるご主人の熱意には圧倒されました。

「妻をなんとか助けたい！　なんとかなりませんか！」とのご主人の強い気持ちと望みに動かされ、大学の呼吸器内科の後輩に相談しました。「ドライバー変異がないか調べてみましょう」

後輩はこう言ってくれ、さっそく調べてくれました。その結果、ROS-1融合遺伝子というタイプであることが判明し、患者さんの地元の大学病院で、倫理委員会での承認のもと、クリゾチニブという分子標的薬を臨床試験として試してもらえることになりました。クリゾチニブは、ROS-1肺がんに対しては、現在でも保険適応になっていませんが、この方の場合、投与すると劇的に改善し、その後1年以上元気に過ごされました。まさに末期状態からの生還でした。

【症例③】眼が原発のメラノーマの全身転移……未承認薬による治療

この方は50代女性で、眼から発生したメラノーマが肝臓、骨、リンパ節など全身に広がっていました。来院されたとき、顔面の大きな腫瘍で、食事摂取どころか呼吸もつらそうでした。がんからの出血もあり、輸血が必要なほど高度の貧血でした。肝臓には十数cmの巨大ながんがあり、肝臓の血管を押しつぶす寸前でした。

メラノーマの患者さんでは、約半数にB-RAF遺伝子の変異があるという話をしました。この方にはその変異がないため、特効薬もありません。外国国籍のため、オプジーボも使用できません。まさに、八方ふさがりの状況でした。このとき私が採った治療はMEK阻害剤、メキニストという飲み薬でした。メキニストは海外での臨床試験である程度の効果が確認されていましたが、日本国内では保険も利かず、個人輸入が必要でした。

メキニストの服用を開始すると、この患者さんはみるみる顔面の腫瘍が小さくなりました。

食事摂取や呼吸も楽になり、骨の転移による痛みも改善し、母国への帰国を果たされました。

【症例④】メラノーマの全身転移……未承認薬による治療その2

同じく、肺、胸膜、リンパ節、皮膚など広く転移したメラノーマの患者さんです。この方は、残念ながらPD-1抗体のオプジーボも効果なく、当院で処方したメキニストの効果もわずかでした。万事休すかと思われましたが、ネクサバールという分子標的薬がメラノーマの患者の一部で効果があったという欧米での論文を参考に、その薬剤を保険外処方したところ、劇的な効果があり、現在も落ち着いておられます。

【症例⑤】すい臓がんの多発転移例……標準治療と免疫細胞療法による治療例

60代の男性です。3年前に骨転移で発見され、検査で肝臓に比較的大きな転移が数個あるすい臓がんでした。標準治療のTS-1とジェムザールという抗がん剤を使用しながら、免疫細胞療法を行なっています。最初のショックから立ち直り、食事、運動、心の三大治療サポートを行いながら、不変状態を保っておられます。すい臓がんの場合、薬剤耐性になってもおかしくない時期ですが、まだ効果が持続しており、マーカーも下がり続けています。

コラム

すい臓がんで逝った二人の巨星

スティーブ・ジョブズとラルフ・スタインマン――。ジョブズは世界屈指のコンピュータ会社であるアップル社の元CEO、スタインマンは免疫学でその名を知らない者はいないノーベル生理・医学賞を受賞した医学博士です。

２０１１年の秋、この二人は、１週間とは違わないくらいほぼ同時期にすい臓がんで亡くなっています。しかし、二人のすい臓がんは、まったく異なるタイプでした。

ジョブズの場合は、「神経内分泌がん」という比較的良性に近いがん。スタインマンは「通常型すい管がん」という最も普通のすい臓がんでした。すい臓がん全体に占める頻度は前者が数%以下、後者が90%以上を占めます。

ジョブズのがんは、神経内分泌がんの中のインスリノーマというがんでした。２００３年11月の診断時点ではすい臓に限局しており、手術で完治できるタイプだったと言われています。

通常のすい臓がんであるスタインマンの場合、がんと診断されたのは２００７年３月でした。しかし、すでにリンパ節に転移もあり、手術しても再発必至の状態で発見されています。スタインマンのような場合、アメリカでは、通常は手術ではなく、多くは抗がん剤のみの治療が行われます。

ところが、この二人が取った行動は逆でした。ジョブズは手術を選ばず、スタインマンは手術を選択したのです。

ジョブズは手術が嫌で、食事療法やヨガなどの補完代替医療で治療を開始しましたが、10ヵ月後の検査ではかなり進行していました。やむを得ず手術を行いましたが、すでに肝臓に転移が見られたとのことです。

スタインマンの場合、手術してもすぐに再発するケースだったにもかかわらず、手術を選んでいます。それは手術のみでがんを治そうという目的ではなく、手術によって自分のがんを切除し、そのがん細胞を治療に応用するためでした。自分のがんを自分のがん治療に応用する……。これはいったいどういうことなのでしょうか？

一つは、がん細胞の遺伝子を詳しく調べ、どこが異常になっているかを調べる。そのことで、どの薬剤を選択するかの情報が得られる可能性があります。二つ目は、実際にがん細胞を培養し、増殖させることにより、どの薬剤でがん細胞が死滅するかの判定が可能になります。これを「薬剤感受性検査」と言います。三つ目は、自己がんワクチン用にがん細胞が必要だったのです（これこそ、スタインマンが最も目的としたものです）。

現在、がんワクチンとして最も期待されているのは「樹状細胞ワクチン」です。スタインマンは、その名前の由来である樹状細胞の発見者だったのです。切除されたスタインマンのがん組織は、いろいろな研究者に分けられました。それぞれが、以上の三つの目的のために使用されました。

樹状細胞ワクチンへの応用としては、それぞれの担当研究者が、がん細胞から遺伝子の断片（メッセンジャーRNA）やタンパク質、がん細胞表面のペプチドなどを分離し、樹状細胞ワクチンの原料として準備を始めました。まさに、自分自身のがんの情報に基づいた個別化がん免疫治療というわけです。

これに対し、ジョブズの場合、2004年7月に手術でがんを取り除いたものの、2009年には肝臓への転移が顕著となりました。生命の危険が迫ってきたため、最終手段として肝臓移植を受けました。

その後、最新の薬剤を用いたり、ジョブズ自身のがんの遺伝子解析をして有効薬剤を探ったりしたのですが、残念ながら2011年10月に進行したがんのために亡くなりました。診断から約8年でした。

ジョブズの場合、転移さえなければ完治可能ながんのため、最初の診断から手術までの10ヵ月を無駄にしたことが悔やまれます。ただし、診断時に肝臓への微小転移があった可能性もあり、必ずしも10ヵ月間の補完代替医療のせいにはできないかもしれません。

スタインマンは、すい臓がんであれば誰でも一度は使用する抗がん剤であるジェムシタビンを使用しながら、種々の樹状細胞ワクチンを試し、結局4年半生きました。すでに転移がある状態で見つかったすい臓がんにしては、かなり長期の延命期間だったと言われています。

私たちはジョブズとスタインマンという二人の巨星を、まったく異なるすい臓がんで失いました。二人が残した治療の足跡を医学的にたどれば、今後のすい臓がん治療やすい臓がんの患者さんの生き方にも、何らかの光が見えてくるのではないでしょうか。そう思い、『ジョブズとスタインマン：がんと闘った二人の巨星～その治療と最後の生き方に学ぶ～』という本を現在、執筆中です。

第6条

食事療法とサプリメントの真実を知る

あなたへのメッセージ

がんの予防、あるいは治療のために、サプリメントを使っておられる方もいます。あるいは、食事療法を実践されている方もおられるでしょう。

そのサプリメントや食事療法は、本当にエビデンスのあるものでしょうか？

肉を食べるとがんになる、あるいはがんが大きくなるというのは本当でしょうか？

ブドウ糖をとればがんが大きくなる——というのは？

エビデンスのないサプリメントや食事療法は、効果の保証がありません。そうしたサプリメントや食事療法に振り回されないために、正しい知識を持つ必要があります。

サプリメントをとりすぎても、問題が起きることはないの？

がんの治療法について、これまで難しい話ばかりしてきました。ここで現実に戻りましょう。

がんに対するサプリメントと食事療法はどうなのか……？　標準治療や免疫療法という治療以外に、現実生活に戻って考えたいことがこれです。

サプリメントには、がん予防や抗がん効果を謳うものがあります。その一つが、β-カロテンです。ニンジン、カボチャなど緑黄色野菜に多く含まれる成分で、活性酸素を抑える作用（抗酸化作用）があります。そのことから、中国で臨床試験が行われています。

対象は3万人で、その結果、β-カロテンを補給すると、胃がんの発生率が20％ほど減少することが明らかになりました。この調査は、期待通りの結果です。その後、アメリカとフィンランドで、β-カロテンについての臨床試験が実施されています。

フィンランドでの臨床試験は、３万人の喫煙者（男性）が対象でした。β-カロテンのサプリメントを5～8年間とった場合と、とらない場合を比較しています。さて、どんな結果だったと思われますか？　実は、なんとサプリメントをとったほうが、肺がんになる率が18％も高くなったのです。この驚くべき結果は、「フィンランド・ショック」と呼ばれています。

続いて、アメリカでは、当初の予定よりも早く研究が打ち切られました。β-カロテンをとったグループは、とらないグループより肺がんになる率が28％も高くなったからです。

なぜ、こういうことになったのでしょうか？　中国の臨床試験の参加者は、もともと栄養状態に偏りがありました。β-カロテンのサプリメントをとることで、β-カロテンの血中濃度が高まった。そのことで、がん予防効果が出たと考えられます。

一方、フィンランドやアメリカでの臨床試験への参加者は、β-カロテンのサプリメントをとることで、β-カロテンが過剰になってしまった可能性が考えられています。

がん予防に効果的と言われる成分でも、とり過ぎは逆効果になることもある――。サプリメントでは、この問題も考えておかなければなりません。

とり過ぎは禁物といっても、β-カロテンが多いニンジンやカボチャを食べ過ぎて、胃がんや肺がんになることはありません。食事でとる場合と、サプリメントでとる場合は違うということです。食事では、その物質だけでなく、食品中に含まれているいろいろな物質が同時に取り入れられます。

一つの物質がよいからといって、その物質を単独で、しかも大量にとればよいというものでもないのです。

ポリフェノールなどの抗酸化物質の効果は?

植物などに含まれる抗酸化物質として、ビタミンA、C、Eが有名です。ポリフェノールとカロテノイドも、よく知られています。いまお話したβ-カロテンは、カロテノイドの仲間です。主なポリフェノールやカロテノイドには、次のようなものがあります。

・カロテノイド……β-カロテン（ニンジンやカボチャなどの緑黄色野菜）、リコピン（トマトやスイカ）、ルテイン（ブロッコリーなど）、カプサイシン（トウガラシ）

・ポリフェノール……アントシアニン（ブドウの果皮やブルーベリー）、クルクミン（ターメリック＝ウコン）、カテキン（緑茶）、イソフラボン（大豆）、セサミン（ごま）、ヘスペリジン（温州みかんやはっさく）、レスベラトロール（ブドウの種や赤ワイン）

ポリフェノールやカロテノイドは、「フィトケミカル」と言われます。「フィト」は植物を意味するギリシャ語で、フィトケミカルは「野菜や果物、豆類などの植物に含まれる化学成分」になります。

フィトケミカルが注目された背景に、「フレンチ・パラドックス」があります。フランスでは、肉類や乳製品などから、比較的多く脂肪（飽和脂肪酸）をとっています。この脂肪は心筋梗塞などを起こす原因の一つになります。ところが、他の欧米諸国と比較して、フランスではその発症率がむしろ低かったのです。

その原因は、フランスで好んで飲まれる赤ワインにありました。赤ワインに含まれるレスベラトロールというポリフェノールに心臓病を抑制する効果があったのです。

植物はなぜこうしたフィトケミカルを持つのでしょうか？「紫外線や放射線で発生する活性酸素、それに微生物の攻撃から自分を守るため」というのがその理由です。

フィトケミカルは、抗酸化力が強いだけではありません。傷ついた細胞の遺伝子（ＤＮＡ）を修復し、生命を守っていることもわかってきました。「レスベラトロールはよいから、大量にとりましょう」。レスベラトロールが知られてから、こう言う人たちもいます。

しかし一方で、フィンランド・ショックの例から、これが逆効果にならないかと危惧を抱いている人がいることも確かです。

アガリクス、AHCC、キトサンなどのサプリメントは効果があるの？

サプリメントの評価については、「がん補完代替医療ガイドライン」が参考になります。

これは、厚生労働省がん研究助成金により、日本緩和医療学会の「緩和医療ガイドライン作成委員会」が作成したものです。このガイドラインに取り上げられたのは、サメ軟骨、アガリクス、AHCC、メシマコブ、プロポリス、キチン・キトサンです。それぞれで、次のような評価がなされています。

①疼痛、悪心、嘔吐、倦怠感、便秘のような症状を改善するか？
②不安感、うつなどの精神症状を改善するか？
③QOLを改善するか？
④何らかの望ましくない副作用を引き起こすか？
⑤抗がん剤の副作用を軽減するか？
⑥がんの進行を抑制するか？
⑦生存を延長するか？

その評価に基づき、このガイドラインでは次のような推奨度が示されています。

A……行うよう強く勧められる
B……行うよう勧められる

C……行うよう勧められるだけの根拠が明確でない
D……行わないよう勧められる

では、先のサプリメントはどう判定されたのでしょうか？　キチン・キトサン以外のサプリメントで、④を除く①〜⑦の評価はCでした。④の副作用については、報告がなかったり、軽い副作用を生じることが述べられています。キチン・キトサンについては、①〜⑦でまったく評価がありません。理由は、人間でのデータがないからです。

他によく使われているサプリメントとして、プロポリス、サメ軟骨、キノコ系のメシマコブやAHCC、アガリクスなどの有効性については、四国がんセンターからの報告（がんの補完代替医療ガイドブック）や日本緩和医療学会からの「がん補完代替医療ガイドライン」を見ても、勧められるだけの医学的根拠が見当たらないと報告されています。どちらもインターネットから無料でダウンロードできます。

フコイダンにはどんな効果があるの？

いま、「がん補完代替医療ガイドライン」を紹介しました。このガイドラインにはいろいろなサプリメントの評価報告がありますが、フコイダンについての言及はありません。

フコイダンとは、要するに「海藻のヌメリ」成分です。フコイダンの主な成分は多糖類とされ、フコース、ガラクトース、マンノース、キシロースといった糖から成り立っています。

「多糖類」というのは、「ブドウ糖がたくさんつながった糖」という意味です。そうしたものを抽出し、薬剤として活用できないかと研究されています。

他のサプリメントと比較して、そのヌメリ成分とがんへの効果については多くの研究があります。ただし、フコイダンががん細胞の増殖を抑えるとか縮小させるといった研究結果は、試験管内や動物実験レベルの話です。人間のがん治療の臨床では、フコイダンの成果はほとんどデータがありません。フコイダンを大量にとったからといって、がんが予防できたり、がんが縮小したり、寿命が延びるといったことは証明されていないのです。

「フコイダンは人間の体内でどう作用し、どんな効果を発揮するのですか？」こう質問されて、答えられる人はまずいません。

では、モズクやメカブを食べたり、メカブ茶を飲んだりすることは意味がないのでしょうか？　私は、意味がないとは言いません。モズクやメカブを食べたり、メカブ茶を飲むことは、決して身体に悪いものではないと思います。ただ、そこに抗がん効果を求めることは、現在のところ、エビデンスが不足していると言っているのです。

個人的な考えとしては、海藻からとったサプリメントより、海藻そのものがよほどよいと考えます。海藻にはフコイダンだけでなく、フコキサンチンやその他数十種類以上のポリフェノールなどの有効成分が含まれています。海藻は消化・吸収が悪いことが難点ですが、よく噛んで食べる、あるいは極端に言えば乾燥したものを粉にして食べることで、その問題は解消します。私は患者さんにそのように指導させていただいています。

医師として、サプリメントをどう評価するの？

抗酸化物質を初め、抗がん効果を謳うさまざまなサプリメントが販売されています。「がんの増殖が抑えられた！　がんを縮小させる効果が確認された！」などと言っていますが、よくよく見ると、試験管内や動物実験の結果だったりします。

たとえ試験管内や動物実験での結果でも、こう報告されると信じてしまう人が少なくありません。きちんとした食事療法ではなく、こうした食品を食べることでがんが予防できる、再発が防止できる、あるいはがんを克服できるとカン違いしてしまうのです。

サプリメントのＣＭで、試験管内や動物実験だけでなく、実際に患者さんのがんが消えたとか小さくなったケースを紹介するようなものもあります。百歩譲って、実際にそうしたケースがあったとしても、それがサプリメント単独での効果と考えてよいかは疑問です。なぜなら、サプリメント利用者の中には、薬物療法や放射線療法を受けている患者さん、あるいはすでにそうした治療を終えた患者さんもいると考えられるからです。

薬物療法や放射線療法によるものでなく、サプリメント単独の効果であることを証明する臨床試験は一つもありません。

私は、サプリメントの治療的な効果は少ないと考えています。治療をサポートする、あるいは免疫力を上げるなど補完的に医療を支える側面はあるかもしれませんが、がんを消したり、縮小させるような効果はないでしょう。がん治療はそれほど単純なものでありません。サプリメントの効果は、人間ではまだまだ検証が不十分で、医学的に、きちんとした立場が与えられていないのです。

医薬品でも、試験管内や動物実験では有効だったのに、人間では無効というケースが無数にあります。試験管内や動物実験レベルの効果をもってして、人間にも効果があるだろうとの推測のもとに販売されているにすぎません。

胃がんや大腸がんで手術をした方、お腹の具合が悪くてあまり食べられない方は、栄養補給の観点から、サプリメントをとる必要もあるのですが、そうしたケース以外、サプリメントよりも、食事を重視していただくようにアドバイスしています。何より、美味しいものを味わって食するに勝る喜びがあるでしょうか。

「がん患者は、4本足の動物は食べてはいけない」は正解？

食事療法も、がんの予防とがんになった時の食事療法、あるいは再発予防の食事療法があります。余命が半年になったような場合の食事療法もあります。

がんと食事の関係を示す情報については、二つの側面があります。

①こういう食事をすればがんになりにくいという情報

②こういうものをたくさんとれば、がんになりやすいという情報

この二つの情報を身につけておく必要があります。

例えば、動物性の肉です。「動物性の肉はよくない」というようなことがよく聞かれますが、本当にそうなのでしょうか？

焦げた肉には、発がん物質（ヘテロサイクリックアミン）ができます。焼魚の焦げでも、この発がん物質ができます。また、肉とともに過剰な塩分をとると、塩分と肉の発がん性が相まって発がん物質が増えます。１９９６年の『環境病理学ジャーナル』などは、塩を発がん物質のリストに入れています。高塩分食品は、胃がんの原因になるヘリコバクター・ピロリ菌が感染しやすい状況をつくるからです。

ハムやソーセージなどの加工肉には、発色剤や着色料や保水剤などの添加物が入っています。加工肉に使われる発色剤や着色料には、発がん性が指摘されて添加が禁止されたものもあります。しかし、発がん性が疑われても禁止されていないものもあり、食べ合わせで発がん物質（ニトロソアミンなど）ができてくる可能性があります。

レアと、よく焼いて焦げ目がついたウェルダンで、どちらが危険か？　たっぷり塩を振った場合と、塩分控えめの場合、どちらが危険か？　加工肉と、発色剤が入っていない肉ではどちらが危険か？

現時点では、焦げ・塩分・発色剤はできれば少なくしたいものです。しかし、「いっそのこ

と肉は食べないほうがいいの?」と短絡的に考えてしまうこともありません。動物性の肉は、非常にすぐれたタンパク源です。牛肉にはビタミンB_1やB_2、鉄分が豊富で、栄養学的にはすぐれた食品です。豚肉にも鶏肉にも、それぞれ長所があります。

お肉は食べてください。できれば鍋物にしたり、蒸したりの調理を勧めます。そして、できればお魚料理と交互に食べるようにしてください。

どういうがんに、どういう食事(食品)がどれくらいのリスクがあるか……。ここを体系立て、科学的に考える必要があります。肉食とがんの問題は意外と深く、まだまだ長所・短所についての検討が必要でしょう。

動物性脂肪(バター、チーズ、生クリーム)は本当にがんによくないの?

食事(食品)では、脂肪もよく話題にのぼります。動物性脂肪は、中性脂肪やコレステロールを増やします。そのため動脈硬化を初めとする生活習慣病を招きやすくなります。「動物性脂肪は悪くて、植物性脂肪のほうがよい」。しばらく前までこう言われ、半ば常識でした。「リノール酸(植物油に多い脂肪酸)は、血中コレステロール値を下げるのに有効。生活習慣病予防のために、リノール酸を積極的にとるのがよい」。1950年代に、アメリカでこう発表されたからです。しかしその後、リノール酸を多くとると、肺がんや大腸がん、乳がんなどになりやすいことが指摘されました。そのため、植物性脂肪神話は影が薄くなってしまいました。

きわめつけがマーガリンです。マーガリンの原料は植物油ですが、液体の植物油を固形にするために水素を添加します。そのため、マーガリンにはトランス脂肪酸が多量に含まれてしまうのです。トランス脂肪酸はＬＤＬ（いわゆる悪玉コレステロール）を増やすだけでなく、ＨＤＬ（いわゆる善玉コレステロール）を減らします。そのため動脈硬化を起こしやすくなるばかりか、心臓病の引き金を引く要因にもなります。

こうした事実が知られるようになり、「マーガリンよりバターをとろう」という動きが顕著になっています。米国ではトランス脂肪酸は、今年に入りついに使用禁止になりました。

脂肪とがんには、どんな関係があるのでしょうか？　身体に脂肪が多いと、身体の中で炎症を起こす物質が出やすくなります。「炎症性サイトカイン」といわれる物質で、インターロイキン６とかＴＮＦ（腫瘍壊死因子）、ＩＧＦ（インスリン様成長因子）などがあります。脂肪をとり過ぎると、この炎症性サイトカインがどんどん増えることになり、これががんの発症や成長につながるという説があります。

脂肪とがんとの関係は、まだ詳しくわかっていません。それでも、これまで明らかになっている科学的な事実から、脂肪の摂取では以下のことに留意する必要があります。

・炒め物や焼き物はオリーブ油を使う

オリーブ油には、オレイン酸が豊富です。オレイン酸は最も安定した脂肪酸で、がんの原因の一つになる過酸化脂質をつくりにくい特質を持っています。また、ＨＤＬコレステロールを減らすことなく、ＬＤＬコレステロールだけを減らします。
・オメガ３脂肪酸が豊富で、がんに対しても効果的と考えられる食品をとる
青魚（サンマ、サバ、アジなど）の油には、ＥＰＡ（エイコサペンタエン酸）やＤＨＡ（ドコサヘキサエン酸）といったオメガ３脂肪酸が豊富です。シソ油、亜麻仁油、エゴマ油などには、オメガ３脂肪酸のα-リノレン酸が豊富です。

「がんの予防」での食事療法の考え方は？

食事療法では、「がんの予防」と「がん治療中」で考え方を変える必要があります。

がん予防の食事について、ＮＣＩは１９９１年に「5 a day 運動」を推奨しています。「１日最低果物２種と野菜３種」がこの運動の意味で、内容は次のようなものです。
①毎日、朝食で１個の果物か、一杯のフルーツジュースや野菜ジュースをとろう（私の勧める果物・野菜ジュース：キャベツ、にんじん、リンゴ、小松菜、レモン、はちみつ）
②毎日、１個果物か野菜の軽食をとろう
③乾燥した果物、冷凍した果物と野菜、果物と野菜の缶詰を備えよう
④家庭で、野菜と果物を見えるところに置いておこう
⑤野菜を加熱して夕食にとろう
⑥移動中に何か食べたくなったら、リンゴかオレンジ、バナナ、ナシなど、持ち運びに便利な

果物を1個とろう

⑦ベビーキャロット、ブロッコリー、セロリのような生の野菜を軽食でとろう

⑧いつでもサラダをとれるよう、野菜の棚から出来合いのサラダを選ぼう

⑨ピザにはホウレン草、トマト、しし唐辛子、タマネギを重ねよう

⑩ワッフルやホットケーキに、生でも冷凍でも缶詰でもイチゴやブルーベリー、バナナなどカラフルな果物を加えよう

⑪便利な軽食用に、机や車内にドライフルーツを入れた袋を用意しておこう

⑫生か冷凍の野菜を、麺類やオムレツに入れて調理しよう

⑬ミキサーで、生か冷凍のイチゴ、ヨーグルトをまぜて手早く飲み物をつくろう

⑭インゲン豆、エンドウ豆、トウモロコシの缶詰でスープをつくろう

がん予防では、ＮＣＩのこのメニューを参考にされるとよいでしょう。

さらに具体例をあげれば、例えば最近急速に増加中の前立腺がんの予防には、①リコペンを多く含むもの。例としてトマトをオリーブといっしょに加熱調理したもの（トマトピューレやトマトソースなど）、②大豆食品とごま、青魚、③乾燥椎茸（ビタミンＤを多く含む）がよいという報告があります。

「がん治療中」での食事療法の考え方は？

では、治療中の食事はどうでしょうか？　治療中は、次のような「がんに勝つための食事療法の工夫」があります。

①サプリメントに頼りすぎず、食生活を改善する。食事は健康食品より大事です
②グルメになる。いい食材（抗がん成分の多いもの）を選び、おいしいものを自分でつくる
③デパートの地下に抗がん食品を探しにいく
④いい食材を使った料理法を考える。料理を趣味にする。食事を楽しむ
⑤健康食品（サプリメント）より、新鮮で豪華な食材を使った食事をとる
⑥新鮮でいい食材を選び、楽しく食事をつくる
⑦フルーツや豆類のデザートも忘れずに
⑧ティータイムを持つ。しょうが紅茶やハーブティーなど
⑨カレーをつくる。ウコン（クルクミン）や抗がん作用のあるスパイスを含む。塩分や脂肪分を控える
⑩サラダもよいけれど（ただしハムやソーセージとレタスとの組み合わせはNG）、できれば野菜は鍋物や蒸し物でとろう
⑪消化機能が落ちている時は、缶詰の果物も役立つ。ジュースやスナック（ドライフーズ）で

とるのもよい

⑫テーブルの上にいつも果物、ドライフーズを置いておく。一度に大量にとるより、毎日少しずつとる

⑬体重が減りつつある時は、肉と魚、大豆食品でタンパク質を十分とる

がん治療中の食事では、以上のようなことに配慮されるとよいでしょう。

また、抗がん剤治療中の味覚異常や口内乾燥の方に対する食事の工夫について、醤油会社のキッコーマンがホームページ上でレシピ等を公開していますので、参考になると思われます。

抗がん効果の期待できる食品ってどんなもの?

ここで、がんを抑える効果の期待できる食品を紹介します（太字で示した食品は、ＮＣＩが「抗がん効果のある食品」としたものです）。

①野菜：ワサビ、ブロッコリー、大根、**ニンジン**、トマト、オレンジ、明日葉、**ショウガ**、ジャガイモ、赤ピーマン、ネギ、**ニンニク**、**キャベツ**、**セロリ**、サツマイモ、ホウレンソウ、コマツナなど

②豆類：**大豆**、ソバなど

③果実：ミカン、バナナ、**リンゴ**、レモン、パパイア、イチゴ、ブルーベリー、赤ブドウなど

④キノコ類：マイタケ、マツタケ、ブナシメジ、ナメコ、シイタケ、**カワラタケ**、ヒメマツタ

ケなど生ではなく、天日干しにしたものが特にビタミンDが豊富になり、抗がん効果が高い
⑤海産物：サケ、エビ、カニ、ホタテ、サンマ、イワシ、イカスミ、海藻類など
⑥香辛料、調味料：**ウコン**、ゴマ、ミソ、ナンキョウ、**スパイス＆ハーブ**など
⑦お茶類、その他の飲み物：緑茶、紅茶、コーヒー、ココア、赤ワイン、梅酒など

野菜は、スプラウト（芽の部分）に抗がん成分が豊富です。特にブロッコリーのスプラウトはスルフォラファン（抗がん成分）が豊富です。ニンニクは生や揚げたものではなく、弱火で調理したものがよいとされています。

キノコ類も、非常にすぐれた抗がん食品です。特に天日干しにしたキノコはビタミンDが増え、免疫活性化成分であるβ-グルカンと共同して強い抗がん効果があると考えられます。

また、海藻もフコイダン、フコキサンチン、その他のポリフェノールを含み、よい抗がん食品です。その他、ナッツ類も効果が期待できます。特にクルミは抗がん食品です。

ただし、キノコも海藻も消化吸収しにくい欠点があります。「たくさん食べる必要はないから、少量でもしっかり噛んで食べるように」。患者さんへの食事指導として、私はこう申し上げています。やはり自然のものを食することで、キノコも海藻も多くの抗がん成分を摂取できると考えられるからです。

もちろん、あまり噛めなかったり、胃腸の機能に問題がある場合、成分を抽出した良質のサプリメントを利用することも仕方がないかもしれません。あくまでも自然食品にこだわりたい

方は、ホシシイタケや昆布やメカブを干したものを細かく砕き、粉にして冷蔵庫で保存し、いろいろな調理に使うとよいでしょう。

最近、米国の雑誌『TIME』は、がんを含む生活習慣病に対するスーパーフード10（ブルーベリー、大豆などの豆、マグロ、トマト、ニンジン、アボガド、ホウレンソウ、キウイ、ニンニク、ブロッコリー）を発表していますが、私個人の意見としては、マグロの代わりにサバやサンマなどの青魚、ホウレンソウの代わりにキノコか海藻を入れるとよいと思います。

食事療法でがんが治るの？

がん予防とがん治療中の食事、抗がん効果の期待できる食品について紹介しました。何らかの食事療法でがんが治るのであれば、これほど楽な治療法はないでしょう。しかし現在のところ、がんを治すどころか、がんを確実に予防できることが証明された食事療法はありません。

そこで、古今東西の代表的がん食事療法の問題点について考えてみましょう。

がんの食事療法といえば、まずゲルソン療法が浮かびます。これはドイツの科学者マックス・ゲルソン博士が考え出したがん治療のための食事療法です。

①４本足動物の肉や脂肪を食べない
②塩分を極力減らし、果物・野菜ジュースを多量にとる
③玄米やキノコ、乳酸菌、レモンなどをとる。脂肪はオリーブ油やゴマ油からとる

④禁酒・禁煙

これがゲルソン療法の骨子です。厳密に実践するためには専門の病院などに入院し、きちんとした管理のもとに行う必要があります。私も、この数十年でゲルソン療法を行なった患者さんを10人以上診てきました。しかし残念ながら、よくなった方はおられませんでした。

ゲルソン療法を基にした「プチ・ゲルソン療法」は数多くあります。まだこれといった劇的な食事療法ではないことは確かです。そして、最近流行の糖質制限高ケトン食療法があります。

がん細胞は正常細胞の数十倍のブドウ糖を取り込み、主に解糖系という代謝経路でエネルギーをつくっている。そして、飢餓時には正常細胞のようにケトンを利用できないため、ブドウ糖を絶つとがん細胞は死にやすい――。こうしたがん細胞の代謝の特徴に着目し、糖質制限食と中鎖脂肪酸を利用したケトン食療法も始まっています。

しかし、がん細胞のそうした特徴は、主に試験管内でのものです。実際に身体の中にあるがんは、より複雑な状況に置かれています。また、細胞の飢餓時に働く「オートファジー」という現象も、まだ十分に解明されていません。

以上のようなことから、糖質を制限し、脂肪食を増やす食事療法を治療として試みるのは時期尚早だと思います。自己流でやると「なんちゃってケトン食療法」になり、危険な状態にもなりかねません。どうしてもこの食事療法を試したい方は、この食事療法を取り入れている医療機関に入院して行うことをお勧めします。

動物のがんモデルでは、高ケトン食群で長生きしたという報告があり、欧米では、がん治療の臨床試験として高ケトン食を試したケースもありますが、臨床試験で、進行・転移がんの患者さんが高ケトン食で治ったという論文を見たことがありません。症例数もまだまだ少なく、つらくてドロップアウトする例も多いようです。いまの段階では、糖質制限＋高ケトン食療法も、補助療法の域を出ないものと言えます。

食事療法やサプリメント療法は意味があるの？　それともないの？

ここで再度、がん治療での食事療法やサプリメント療法の役割について確認しましょう。まず、食事療法やサプリメント療法は、あくまで補助的手段であって治療法ではありません。それだけでがんが小さくなったり、消えたりすることはありません。

「がんと闘う」ためには、体力や免疫力、さらに循環・呼吸・精神・筋力などが必要ですので、バランスのとれた食事を心がけてください。

糖質制限高ケトン食は、がん細胞の代謝を標的としたものですが、あいにくがん細胞の異常は「ブドウ糖代謝の異常」だけではなく、そのもとになるさまざまな遺伝子異常が背景にあります。代謝の異常のみを標的にした食事療法だけでは太刀打ちできないのです。それでも、がんの総合的治療の中の一つの手段になる可能性はあります。今後も、「がん代謝異常の解明」と、その研究結果をもとにした「食事療法」の開発はまだまだ伸びる分野ではあります。

第7条

運動療法と補完代替医療を学ぶ

あなたへのメッセージ

この章で述べる運動療法やその他の補完代替医療は、第6条の食事療法と同じく、決して「がんの治療法」ではありません。むしろ、治療をサポートしたり、積極的な生き方を助ける手段となる方法です。

全米がん回復財団創設者のグレッグ・アンダーソンに、『ガンに打ち勝つ患者学（実業之日本社　2005年）』という著書があります。そこでは実例に基づいたさまざまながんとの闘い方について述べられていますが、その柱の第一は「エビデンスのある医療を受けること」としています。

そしてその上で、単に受け身として治療を受けるだけでなく、医療に対する姿勢やその取り組み方、治療のサポートとしてのさまざまな積極的取り組み（食事療法、運動）の大切さについて述べていますが、私も全く同意見です。

エビデンスのある治療プラス補助的な取り組みを行うことで、がんに打ち勝つことができるのです。特に次ページの図に示したように、中心となる「エビデンスのある治療」を、心（精神）、食事療法、運動が支え（サポート）、その手段としてさまざまな補完代替医療を行なっていけばよいと思います。

■「エビデンスのある治療」を、心（精神）、食事、運動がサポートする

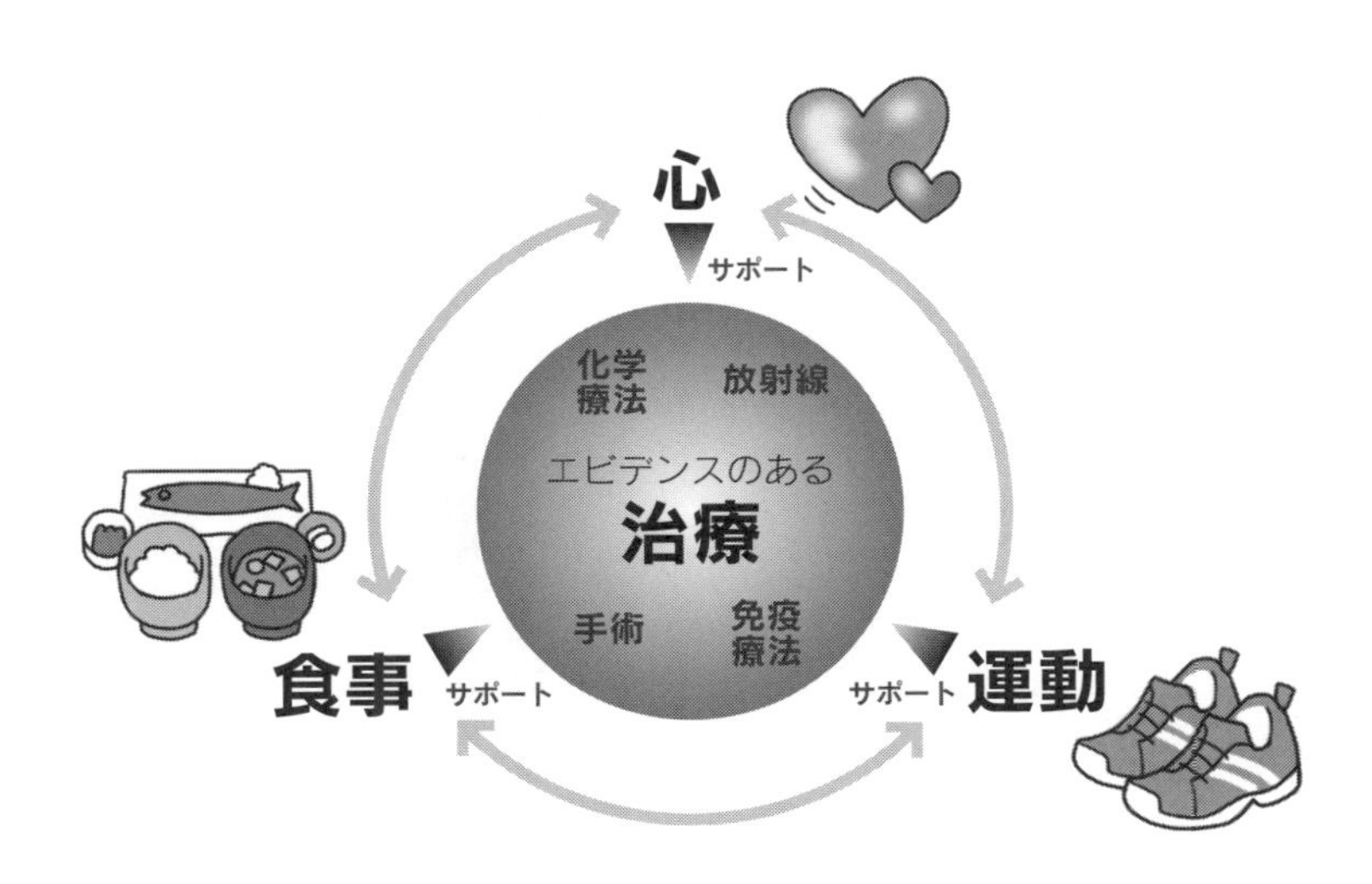

補完代替医療ってどういうものなの?

１００年後のがん医療は「統合医療」の時代。そこには、確かな補完代替医療が加わっている可能性もある――。先に、こう述べました。さて、補完代替医療とはどういうものなのでしょうか?

がんの治療というより、がんそのものや標準治療にともなう苦痛をやわらげたり、免疫力を高めたり、精神的なさまざまな症状（例えば、うつ病）などの改善に効果を期待するもの。これが補完代替医療です。補完代替医療には、先に紹介したいわゆる健康食品（サプリメント）と言われるものがあります。

その他、食事療法、ヨガやアーユルベーダのような精神・身体的な部分に働きかけ、栄養・免疫・循環・神経・内分泌器官などを調整する療法があります。

先に、スティーブ・ジョブズの話をしました。こうしたがんの補完代替医療を信じ込み、実行したのが彼です。２００３年10月、ジョブズはすい臓の神経内分泌がんと診断されています。そのあと彼は手術を拒否し、約10ヵ月間、菜食療法などのさまざまな補完代替医療のみで様子を見ています。２００４年7月以降、手術やゲノム解析による分子標的薬の治療も受けましたが、結局、8年後の２０１１年10月に亡くなってしまいました。

彼の初期治療の失敗は、まさに補完代替医療を主たる初期治療法として選択した点にあると考えられます。そのために、治療が半年から1年遅れたと言われています。ただ、その初期治療の遅れが原因で亡くなったかどうかはわかりません。

補完代替医療は、臨床試験での医学的評価を受けていません。がんを縮小させたり、進行を抑えたり、寿命を延ばしたりする効果が証明されておらず、あくまで、治療の主体である標準治療に欠けた点を補う役割を持つものです。

しかし単独での治療効果は乏しくても、身体の自然治癒力をサポートし、がんの症状や治療の副作用に苦しむ人々に癒しをもたらしてくれるので、その意味で、安全性さえ立証されていれば、がん治療に取り入れるのは決して無意味なことではありません。ただし、サギ療法的なものも含まれてしまう可能性があり、ここは注意が必要です。

「心とがん」の関係は？

心（精神）の状態が、免疫やがんそのものに与える影響は広く知られています。がんと心の状態を研究する「精神腫瘍学」、英語ではPsycho-oncologyという学問もあります。それほど、心の状態とがんとは関係が深いものです。身近な例では、ストレスが続くとがんの発生や進行に関わるとか、逆に笑いが増えると免疫力が上がるなどの例があります。

そのメカニズムとしては、ストレスが続くと、副腎皮質ホルモンや交感神経ホルモン（アドレナリン）が増えて、これがTリンパ機能を抑制したりすることや、逆に気持ちのいいことや楽しいことをすると脳内ホルモンであるβエンドルフィンが増えて、これがTリンパ球の機能を高めたりすることが基礎研究により明らかにされています。

心の状態は免疫力のみならず、循環器系や呼吸器系、消化器系にも影響を与え、その結果、運動や食事・食欲などにも影響を及ぼします。がんにおけるマイナスのイメージにとらわれず、趣味や好きなことに打ち込むことで、生きる糧を増やす工夫が大切です。

がんの補完代替医療について、専門的知識を持つ方法はあるの？

がんの補完代替医療について専門的知識を持ちたい時、方法がいくつかあります。まず、先に出た「がん補完代替医療ガイドライン」を参考にすることです。このガイドラインをご存じない方も多いのですが、以下のサイトからダウンロードできます。

http://web.kanazawa-u.ac.jp/~med67/guide/index.html

http://ky.ws5.arena.ne.jp/NSCC-HP/top-page/

補完代替医療について詳しく知りたい時、サプリメントに迷った時、このサイトからアクセスして情報を得ることをお勧めします。

次に、アリゾナ大学医学部教授のアンドリュー・ワイル博士の著書です。博士は、がんの標準治療に加え、さまざまな補完代替医療を適切に取り入れた医療が重要と考え、これを「統合医療」と言っています。日本でも「がんの統合医療」と称しているクリニックがありますが、博士の理想としている統合医療と比較すると、かなりレベルが落ちるもののようです。

ワイル博士に、『がんの統合医療』という著書があります。その中で、補完代替医療で用いるいろいろな植物由来成分の薬剤相互作用や効果のエビデンスについても示されています。補完代替医療について知識を得たい方は、博士の著書を一読されてはいかがでしょうか。きっと、得るところがあると思います。

温熱療法は期待できるの？

サプリメント以外に、がんの補完代替医療にはいろいろな療法があります。例えば、「温熱療法（ハイパーサーミア）」です。

人間の細胞は、43℃程度の高温になると死滅します。これはがん細胞でも同じです。そうした温度になると酵素が破壊され、細胞は死滅してしまうからです。しかも、がん細胞は正常な細胞より高温に弱いとされています。さらに、加熱すると、がん組織は正常組織より温度が上がりやすく、冷めにくい性質のあることもわかっています。

熱が加わると、人間の身体は血管が拡張し、余分な熱を体外に逃がすようなメカニズムになっているのですが、がん細胞は増殖が盛んで、血管をつくる作業が追いつかず、そのため血流が十分に行き渡りません。

こうした特徴を持つがん組織に熱を与えるとどうなるでしょうか？　与えられた熱はそのま

まどんどん蓄積され、がん細胞は〝温熱死〟に至ると考えられます。こうした特性を総合的に利用し、がん細胞を破壊するのが温熱療法です。

さて、数々の臨床試験の結果、身体の表面にできたがんでは温度を上げることができましたが、深部のがん組織を42℃以上にするのは難しく、そのため、単独ではあまり効果が上がりませんでした。日本では唯一、「サーモトロン」という高周波電磁治療器だけが保険適応になっています。保険適応になっているということは、国がエビデンスを認めたということに他なりません。当クリニックでもサーモトロンを、あくまで免疫療法の補助的療法としてですが、取り入れています。

現在、私が採用している補完代替医療はこの温熱療法だけです。

温熱療法には、がん標準治療（放射線治療や抗がん剤治療）の効果を高める相乗効果のあることもわかってきました。温熱療法を放射線治療と併用することで、放射線治療の効果が上がる。また、抗がん剤治療と併用することにより、抗がん剤のがん細胞への取り込みが増し、結果として抗がん剤の治療効果が高まる――。放射線治療や抗がん剤治療とのこうした併用効果が、温熱療法の学会である日本ハイパーサーミア学会などで発表されています。

では、免疫療法に対しては、どのような補助効果があるのでしょうか？　まず知らなければならないことは、免疫細胞の活性化です。免疫細胞の活性は39～40℃でピークになります。つまり、免疫は平熱時よりも発熱時のほうが活性が高いのです。

また、40～41℃前後のマイルド温熱によって、がん細胞表面の目印（リンパ球に認知されるストレス抗原）が増えることで、がん細胞に対する免疫細胞の攻撃効果が高まるらしいということもわかってきました。

ただ、温熱療法で注意しなければならないこともあります。それは心臓、肺、腎臓機能が弱っている方、脱水状態の方、体力が消耗している方は、時として全身状態が悪くなる場合があることです。がんに効果があるとはいっても、本人の状態が悪ければ勧められません。

その他の補完代替医療は期待できないの?

温熱療法以外の補完代替医療として、例えば「高濃度ビタミンC点滴療法」や「サイモントン療法」、「ゲルソン療法」などが知られています。

がん治療におけるビタミンCの内服療法では、よい成績が得られませんでした。しばらくがん治療でビタミンCは忘れられていましたが、２００５年、『ＰＮＡＳ』という英文雑誌で、レビンらは高濃度ビタミンCによるがん細胞の死滅効果を発表しました。その発表で、高濃度ビタミンC療法に火がつきました。

高濃度ビタミンCを体内に入れると、鉄との化学反応（「フェントン反応」と言います）で大量の過酸化水素が発生します。過酸化水素は強力な活性酸素の一種で、細胞の中に入るとさまざまな障害をもたらします。正常細胞はカタラーゼという酵素があるため、この過酸化水素を消去できます。がん細胞の中にはカタラーゼを持たない細胞もあり、このようながん細胞は大量のビタミンCで死んでしまいます。

しかし、大量のビタミンCで死なないがん細胞も多くあります。カタラーゼ活性が高いがん細胞では、死ににくいという実験結果も出ています。

しかも、これらの結果は、実際に人の身体の中のがん細胞について詳しく調べられたものではありません。実験用のがん細胞（「細胞株」と言います）を用いた場合の話なのです。過酸化水素以外のメカニズムも提唱されているものの、実際のがん治療における臨床データが決定的に不足しています。

高濃度ビタミンC療法では、アメリカやヨーロッパでは毒性試験（臨床試験第I相）や有効試験（臨床試験第II相）が行われました。これまでのところ、ひどい副作用はなさそうだということはわかっていますが、単独での有効性について効果はほとんど認められていません。すい臓がんでの治療例を見ると、ジェムザールによる標準治療だけの場合と、ジェムザールに大量のビタミンC療法を併用した場合の報告があります。それによると、治療成績にあまり差はありませんでした。

今後の方策の一つとして、実際に投与する患者さんのがん細胞のカタラーゼ活性が本当に低いかどうかを確認したり、効果の期待できるマーカーを検討するような研究も必要でしょう。

がん補完代替医療には、「サイモントン療法」もあります。これは簡単に言うと、がん細胞をイメージで攻撃するものです。がん細胞に向けてミサイルを発射し、がん細胞が破壊されるところをイメージする。あるいは、免疫細胞ががん細胞を攻撃しているところをイメージしたりします。

サイモントン療法を行うことで、精神的な変化が起こったり、行動に変化が起こったりする可能性はあります。そのことで、免疫にある程度の変化が起こることは考えられますが、そのことでがん細胞を殺すことができるかとなると、大きな「？」がつきます。

がん補完代替医療として、「ゲルソン療法」も知られています。先にも触れましたが、私の知る限り、ゲルソン療法を実践した患者さんでよくなられた方はいません。

補完代替医療でも、エビデンスが重要です。「この療法は、がんに効果があるのですか？」そのように患者さんから聞かれた場合、エビデンスがなければ答えようがありません。どんながんで、どんな人で、どんな状況で、どれくらいの期間実践すればどう変化し、どう有効なのか……。

ただ小さくなったというのではなく、患者さんを細かく見て、そこに至るまでの過程とエビデンスを明らかにする。それが科学者としての医師の使命です。そうでなければ再現性も得られず、患者さんの命を託されている医師としてお勧めできません。

その理由から、当クリニックでは、高濃度ビタミンC点滴療法、サイモントン療法、ゲルソン療法は導入していません。

運動はがんのリスクを減らすの？　本当ならその理由は？

手術後の定期的な運動が再発を減らすことは、乳がん、大腸がん、前立腺がんなどの患者さんのデータで証明されています。また、がんの治療中でも、定期的な運動が治療効果によい結果をもたらすことが報告されています。「なぜ、運動だけで再発を予防したり、治療効果に影響したりするの？」と不思議に思われるかもしれません。

「運動はがんのリスクを減らすから、予防でも、術後の再発予防にもいいですよ」。運動を勧める医師は、よくこう言いますが、がん予防に対する運動のメカニズムは実はまだよくわかっていませんでした。

ところが最近、その詳しいメカニズムが明らかになってきました。

・がんを増殖させる因子（例えば炎症性サイトカイン）が減る
・がんの成長に関わるＩＧＦ（インスリン様成長因子）が減る
・ｐ53というがん抑制遺伝子の働きが高まる

これらのことから、発症予防でも、再発予防でも、運動にはがんのリスクを減らす効果が期待できます。がん予防のための運動となると、つい熱が入ってしまうかもしれません。

「過激な運動は活性酸素を発生させ、好ましくありません」と言われます。確かに、過激な運動は活性酸素を発生させます。しかし、多少過激と思われるような運動でも、運動前にはウォーミングアップ、運動後はクールダウンをきちんと行う、さらに活性酸素を除去するような野菜や果物をきちんととる、タンパク質をとる、そうした生活をしていれば、先に紹介したような抗がん効果が期待できます。それに加えて運動によって筋肉を増やすことができ、心肺機能も強化できます。

「運動しているから、加工肉や甘いものを食べても大丈夫だろう」。こんな考えから、加工肉や甘いものばかりを食べることはＮＧです。運動と食事は、健康の両輪です。がんの予防でも、再発予防でも、この両輪をきちんと回すことがとても重要です。

さまざまながんにおける闘病中の運動療法や、回復期やがん再発予防中における運動療法のエビデンスについては多くの報告があります。もちろん、個々人の体力、年齢、治療の内容（抗がん剤や放射線治療の種類や量など）に応じた運動療法の細かなメニューについては、ある程度の知識や経験が必要です。総じて、適度な運動が心の状態や食事・食欲に影響を与え、がんの治癒系をポジティブに動かすことにつながると考えてよいでしょう。

最近、筋肉から産生されるマイオカインという種々の物質や、脂肪組織から産生されるアディポカインや炎症性サイトカインという物質が、がんの抑制や進行に関与することがわかってきました。体重の40％をも占める筋肉が単に運動のためにだけあるのではなく、積極的に全身のさまざまな働きに関与することがわかってきたのです。筋肉を強化し、過剰な脂肪組織を減らす「運動」が、がんの治療や予防にも関連している科学的根拠が明らかにされようとしています。

ヨガ、瞑想、リラクゼーション、音楽療法、鍼灸などの代替療法の効果は？

ヨガ、リラクゼーション、鍼灸、音楽療法は、世界有数のがん治療専門病院である米国テキサス大学付属ＭＤアンダーソン病院でも取り入れられている代替医療です。しかし、日本緩和医療学会がまとめた報告によれば、がん患者さんの症状改善効果に関する医学的根拠は少ないとしています（推奨度Ｃが多かったということです）。

しかし私の個人的見解としては、不安を除くことで結局は免疫力を高める効果があると思います。私の患者さんの例では、食道がん再発の方が標準治療、免疫療法、音楽療法で完治し、自分も音楽療法士になられた方や、乳腺葉状肉腫の骨と肺への再発の方で、標準治療、免疫療法で完治し、自身は笑い療法士となられた方がおられます。

自分の納得いく補完代替医療を、無理をせず持続できるやり方で組み合わせることで、心、食事（食欲）、運動という、がんの三大サポートに役立つだろうと思います。

アロマセラピーの効果ってあるの？

植物由来の精油を抽出して、身体や精神の状態を改善させるために、主にその匂いで効果を期待する方法がアロマセラピーです。精油には数百種類あり、症状に合わせて使用されます。

がんの治療に使用する場合には、臨床アロマセラピストが選ぶ場合や、患者さんが独学で勉強して使用する場合があります。ヨーロッパでは医師が処方する保険医療として行なっている国もあります。

日本緩和医療学会が作成した「補完代替医療ガイドライン」によれば、アロマセラピーやアロママッサージ療法は、がん患者さんのＱＯＬや症状改善についての効果において医学的根拠があるということを報告しています。具体的には、化学療法に伴う吐き気を緩和させたり、不安やうつを改善したり、不眠を改善させたりする効果が報告されています。

これは、先ほど紹介した米国テキサス大学付属ＭＤアンダーソン病院でも取り入れられています。日本では国立東名古屋病院が取り入れておられ、一回の相談料が５千円程度のようです。

補完代替医療は、これからどう発展するの？

さまざまなサプリメントや補完代替医療のがんへの効果についての宣伝が盛んな一方で、各種学会は、これらのサプリメントや補完代替医療の無効性を実証することにやっきになっているように見えます。

私は、多くのがん患者さんを診てきた経験と、治療のサポート系を勉強した結果から言えば、あくまでも「がんの治療の中心はエビデンスのある治療」であることは確かながら、食事、心、運動の三つが、治療をサポートする力となりうることもまた真実だと思います。

いかなる補完代替医療を用いようとも、食事・運動・心の三つのサポートを心がければ、あなたのがん治療にもよい結果をもたらすと言えるでしょう。また、一つの補完代替医療だけでは医学的に効果の実証されなかったサプリメントやその他の補完代替医療であっても、いくつかを組み合わせれば、がんに対する効果が見られる可能性もゼロではないと思います。それまでは、補完代替医療を治療のサポーターとして利用していきましょう。

がんのリハビリテーション医療って何？

これまで述べてきたように、食事、運動、心の面でがん治療をサポートするのが補完代替医療で、これは患者さん自身が行うものです。しかし、食事療法、運動療法、精神的ケアとして医療側が医療として提供する取り組みも開始されています。これをがんのリハビリテーション医療と言い、チームとして行なってくれる病院も増えてきました。

例えば、肺がんで呼吸機能が低下していて、骨に転移していたりしているような難しい時も、栄養や運動について、臨床心理士、栄養士、理学療法士、作業療法士がチームとして、リハビリテーション医療を施してくれるわけです。

第8条

医療を取り巻く環境を学ぶ

あなたへのメッセージ

手術や放射線治療が始まって１００年と少し、抗がん剤治療が始まってまだ60年程度です。標準治療は進歩を遂げ、がん医療の専門医制度もできました。今後のがん医療の進歩をさらに加速させるために、現在のがん医療を取り巻く環境の実態を知る必要があります。

日本の公的保険制度は、本当に世界で一番なの？

わが国のがん治療の中心は大学病院、地域のがん拠点病院、がんセンター、その他の地域の中核病院です。標準治療はもちろん、先進医療、臨床試験、基礎研究を行うのもこれらの病院です。

日本の公的保険医療は、世界最高水準と言えます。高度な標準治療を、全国どこでも、誰でも、同じように受けることができます。患者さん負担が1〜3割の上、場合によっては無償で受けることもできます。さらに、高額な保険医療には還付制度もあります。どんなに高額な保険医療費になっても、通常は一定以上（月約８万円以上）の費用はかからないようになっています。

このようなことを考えると、日本の公的保険医療は世界最高水準と言えます。ただし、日本の公的保険制度には「壁」もあります。

・厚生労働省が認可した薬剤や技術しか使えない
・標準治療ガイドラインにない治療法はエビデンスの乏しい治療とみなされ、先進医療・治験・自由診療という形でしかできない（免疫細胞療法もここに含まれ、一部の医療機関を除いては混合診療も認められていません）

「もう治療法はありません。ホスピスか在宅で緩和医療を」。がん拠点病院でこう言われても、すっかり望みがなくなったわけではありません。医学的にエビデンスがあるのに、まだ保険の適用になっていない薬剤の使用、海外では認可された最新の薬剤を個人輸入する方法、免疫細胞療法など……。これらを単独、またはいくつかを組み合わせるといった選択肢もあります。

何度もくり返すようですが、がんのメカニズムはまだ完全に解き明かされていません。がん拠点病院で「治療法はもうありません」と宣告されても、あきらめることはありません。医療界では賛否両論がありますが、医療が患者さんのためにあるのであれば、エビデンス至上主義の一点張りではなく、自由診療も取り込んだ柔軟な混合診療も広く認めるべきだと考えます。

世界のがん医療は？　日本のいまのがん医療制度はこれからも続くの？

アメリカは、日本のような公的保険制度がありません。「メディケア」や「メディケード」など、貧困層に向けたセーフティーネット的制度があるのみで、高度な医療が受けられる人と、受けられない人の医療格差は極端です。がんで高度な医療を受けられるのは、高額な民間医療保険に加入できる人に限られます。日本の国民皆保険制度のもとでは、がん医療においても格差がありません。

シンガポールは、基本的に自由診療です。医療保険は、雇用者と被雇用者が分担して負担し、医療費のための積立をすることが法律的に定められており、使わずにすんだその積立金は個人に還元される仕組みです。この国の医療制度のすぐれている点は、国民一人ひとりの健康維持のための自助努力を促している点でしょう。

日本が、現在の高度な医療水準を堅持するためには、現在の制度の見直しも必要です。そこで、日本の未来の医療保険については、今後、大きく分けて四つの選択肢があると思います。

①現在の公的医療保険制度を堅持しつつ、どんな高額医療にも対応する覚悟を持った医療保険制度（スウェーデン型）

②現在の公的医療保険制度を取り壊し、弱者のみを救済するセーフティーネット型の公的医療制度。あとはすべて民間の医療保険に任せる（アメリカ型）

③現在の公的医療保険制度に加え、民間の多様な保険を取り入れ、大幅に自由診療を加える制度（いわゆる混合診療の解禁）

④基本的には自由診療で、政府の運営するセーフティーネット型の医療と、どこまでも高度医療に対応する自由診療との二本立て。財源の多くを被雇用者と雇用者への強制貯金制度にゆ

だねる医療制度（シンガポール式で、いわゆる自立型医療）

日本のがん医療制度はどの方向に進んでいくのか？　今後、時間をかけ、日本の未来を考えた制度の改革が必要でしょう。そのためには、これからは民間医療保険も多様化が必要です。公的保険を堅持しつつ、あらゆる保険適用外治療にも対応できる民間医療保険の種類が多くなれば、それぞれの人の多様な希望に沿った医療を安心して受けることができます。民間医療保険が画一的なサービスではなく、患者さんの多様なニーズに応えるサービスを提供すれば、本当の意味での個別化医療が実現するはずです。

例えば、現在は、保険診療や先進医療（厚生労働省の指定する施設基準を満たした大学病院レベルの施設で行われるもの）のみに対する民間保険しかありません。自由診療すべての医療をカバーする保険も出てくれば、それなりの需要もあるでしょう。

海外で承認された薬剤でも、日本で承認されるまでには5〜10年かかります。最近では1年から数年と短くなってきていますが、自由診療をカバーする保険が登場すれば、この「ドラッグ・ラグ」に対する対策としても有用と思われます。

話を戻すと、新薬が認可されて医療費が増加すると、国民にはこれを負担する覚悟が必要です。もちろん、これは国民との議論の中で深め、進めていくべき問題です。

がん医療の進歩だけに目を向けるのではなく、今後訪れる経済的問題にも目を背けてはならない時代がすでに来ています。国民として、この覚悟が必要になります。

がん治療専門医とはどういう医師のこと?

患者さんの中には、「がん拠点病院には、専門の若い先生が多い」と思われている方も多いでしょう。現在、がん治療専門医として二つの資格があります。

・がん薬物療法専門医（腫瘍内科医）……日本臨床腫瘍学会が定める資格

・がん治療認定医……日本癌学会、日本癌治療学会、日本臨床腫瘍学会からの委員で構成された日本がん治療認定医機構が定める資格。外科系の医師が多い

両方とも生まれて間もない専門医制度であり、まだまだ若い医師が多いのが現状です。指導的な立場にある医師は、「暫定教育医」という資格をもらっています。私も、がん治療認定医と暫定教育医の資格をもらっています。

10年ほど前までの日本では、多くの固形がんの治療は外科医が中心となって行うことが多くありました。外科医が手術し、再発したら抗がん剤治療を施していました。手術できない場合は、外科医が抗がん剤治療を行なっていたのです。

抗がん剤は100種類近くになり、分子標的薬も登場してきました。手術は、腹腔鏡や胸腔鏡などが登場してきました。患者さんにやさしい手術方式なのですが、時間がかかります。外科医は抗がん剤治療まで手が回らなくなり、そこで登場したのが、がん薬物療法専門医なのです。これは、内科の医師です。実は、この二つの専門医制度が誕生したきっかけはＮＨＫの番

組でした。

日本にはがんの専門医がいない。NHKのある番組でこのことが話題になり、各学会は大急ぎでがん治療の専門医制度をつくることに着手しました。その結果、がん薬物療法専門医制度と、がん治療認定医制度がスタートしたのです。2007年にがん薬物療法専門医の最初の有資格者、2009年にはがん治療認定医の最初の有資格者が出ています。

「昔から、がん治療専門医という医師がいるが、なぜか若い先生が多い」。一般の方はこう思っていますが、それはたかだかここ10年の話なのです。そうした認定医制度に合格した若い先生たちが、専門医として、がん拠点病院で治療に当たっているわけです。

がん対策基本法は患者さんがつくったって、本当なの？

日本のがん対策として、1984年に「対がん10ヵ年総合戦略」が始まりました。2004年からは「第3次対がん10か年総合戦略」が実施され、2007年には「がん対策基本法」が施行されています。このがん対策基本法は、がん患者さんらの要望から誕生しています。

大腸がんで効果のある抗がん剤に、注射薬のオキサリプラチンがあります。ゼローダ（カペシタビン）という飲む抗がん剤もあります。2004年当時、アメリカやヨーロッパでは、オキサリプラチンもゼローダも大腸がんの標準治療の柱になっていましたが、日本ではまだ認可されていませんでした。

発端は、島根の大腸がんの患者さんです。この方は再発して肺や肝臓に転移し、効果の望める抗がん剤がない状態でした。しかし厚生労働省が認可していないため、標準治療でオキサリプラチンもゼローダも使えません。輸入してそれら薬剤を使えないかと、この頃から、未承認薬を輸入して使う選択肢が出てきています。

問題は費用でした。オキサリプラチンやゼローダは、1ヵ月100万円ほどかかります。保険適用になっていないため、全額が個人負担になります。この患者さんは月1回東京まで足を運び、未承認薬の投与を続けていました。費用は全額個人負担で、相当な額になります。

「オキサリプラチンやゼローダは、欧米ではエビデンスもあり、大腸がんの標準治療の柱になっている。日本でも使えるように、ドラッグ・ラグを短くしてほしい」。その方は患者さんの団体をつくり、こう訴えました。その訴えが国会に届き、議員立法の形で2006年に法制度化され、2007年から動き出したのが「がん対策基本法」なのです。

がん対策基本法は実は、患者さんが国会議員を動かしてつくったのです。情けないことに、医師でもなく、政府でもないのです。

混合診療って何？　がん拠点病院の治療とは違う特別な診療なの？

「混合診療」とは、「同じ医療機関で、同じ病気の治療で、保険診療と自由診療（保険外診療）を受けること」です。日本の未来の医療制度のところでも、選択肢の一つとして挙げておきました。現在は、歯科の一部で混合診療が認められているだけです。

私たちは、世界に例を見ない非常に恵まれた公的な医療保険制度を長期的に維持できるように、今こそ大幅な修正を考えるべきです。公的医療保険制度のみですべての医療をまかなうことは、もはや医療経済的に不可能な段階に来ていることは周知の事実であり、混合診療は、医療が医者のためでなく、患者のためにあるというならば当然の権利でしょう。

がん医療は多様化しています。患者さんの人生観や価値観に基づき、多様な求めに応じるために、混合診療という柔軟な制度を設けることは喫緊の課題です。

混合診療について、政府は、まずはがん拠点病院や大学病院などで、未承認薬を保険外で使用できるように準備をしています。しかし、現実的にこれはなかなか難しいようです。実際、がん拠点病院で保険外薬を使用し、混合診療を行なっている病院はきわめてまれのようです。

混合診療を解禁すれば玉石混交、魑魅魍魎の医療がはびこる。医療格差も生まれる……。医師会からの警告で、混合診療はなかなか実現されずにいます。しかし、対策は考えられます。それは、混合診療を全面的に解禁し、いくつかの条件をつけることとです。その一つが、確かな監査制度です。確かな監査制度を設ければ、不確かで危険で、いい加減な医療を排除することは可能です。このほうが現実的かと思われます。

まずは、混合診療を一時的な試験的解禁とすること。そして、登録制・監査制とし、各病院に混合診療の実施を透明化させることを義務づければよいと思います。

もともと自由診療とは、医師と患者さん相互の合意と信頼関係の上に成立するものですから、問題は起こり得ないはずです。

患者申出療養制度って何？　何を申し出るの？

２０１４年６月、一つの法案が閣議決定されました。それは「患者申出療養」というもので、ドラッグ・ラグ対策の一つとして期待されています。

ここで未承認薬について、もう一度確認しておきたいと思います。「厚生労働省が保険医療として認可しておらず、国内の臨床試験や先進医療制度としても利用できない薬剤」。これが未承認薬です。

患者申出療養制度とは、「患者さんが定められた医療機関に申し出ることにより、未承認薬をできるだけ早期に使用できるようにする制度」のことです。２０１６年には法令化される見込みです。

世界の他の国で、その例を見てみましょう。アメリカの場合、対象の薬が臨床試験第Ⅲ相を通過した場合、ＦＤＡ（アメリカ食品医薬品局）が新薬として認可します。臨床試験第Ⅲ相というのは「人間を対象にした有効性試験」のことで、より具体的には「より多くの患者さんでこれまでの標準治療と比較して、生存期間や無増悪生存期間を延長させたかどうかを検討する試験」です。

これ以外に、「Compassionate Use」という制度があります。「緊急避難的使用」という意味です。例えば、まだ臨床試験中や臨床試験前のAという治療があったとします。患者さんがきわめて危ない状況にあり、他に手段がなく、Aという治療が有効である可能性がある場合、FDAに申請し、許可が得られれば使用できる制度です。

日本の患者申出療養制度についてお話ししましょう。日本ではまだ未承認であるけれども、その薬剤には、使用することによって、ある末期の患者さんが一時的であっても改善する効果が期待されるとします。現在の形で法令化された場合、患者さんがその薬剤の使用を希望すれば、定められた医療機関に薬剤の使用を申し出ることで、未承認薬でも、患者さんは希望する薬剤を使った治療を、保険医療機関で自費診療として受けられるのです。

患者申出療養制度は、混合診療に風穴を開ける一歩になるかもしれません。何よりも、患者さんのための新医療制度としてしっかり見守っていきたいと思います。

がん医療の進歩をさらに加速させるには、どんな医療政策が必要なの？

日本では毎年、がんで約30万人以上の方が亡くなっています。2014年には、37万人近くががんで亡くなっています。また毎年、新たに約60万人近い方ががんと診断されています。

先に、100年後のがん治療像を予測しました。100年後のがん治療は、現在より格段に進歩していることは間違いありません。

50年先を20年に短縮できるか……。ここが大きな努力目標になります。そのために、がん治療の進歩をさらに加速させなければなりません。以下で、そのために必要な要素についてお話ししたいと思います。

まず、「医療政策と経済的サポート」です。先の混合診療の解禁も医療政策の一つですが、ここでは混合診療以外について考えてみたいと思います。

何よりも必要なことは、がん医療の専門医を増やすことです。小児科医、産婦人科医、救急医の不足が叫ばれていますが、それにも増して、がん薬物療法認定医やがん治療専門医の数が圧倒的に足りません。

問題は、がん医療を目ざす優秀な若い人材が少ないことです。政策として、情熱にあふれる若く優秀な人材ががんの専門医を目ざす取り組みが必要です。例えば、現在のがん治療専門医には、臨床経験数を課し、ペーパー試験を実施して資格を与えています。それだけでなく、できれば研究も行えるような時間的・精神的・経済的な余裕を与えることも重要だと思います。

がん研究者も、もっと増やすべきです。がん医療の進歩に、がんのメカニズムの解明は欠かせません。過去、日本人研究者はがん医療の進歩に貢献するような重要な基礎研究を発表しています。その動きを加速させる必要があります。がん医療の専門医や研究者を増やすためには、経済的なサポートも含めた環境整備が必要です。そうすれば若く優秀な人材が、がん医療の分野に参加してくれるでしょう。

がん専門医を増やすとなると、国の財源の問題もあるでしょう。がん医療政策として、一般企業や法人から、がん研究への寄付制度を充実させることも必要かと思われます。そうした企業や法人には、その分の税が減免されるというシステムの導入。アメリカでは、よく行われていることです。

若い医師が情熱を持ち、専門としてがん医療に取り組めるように、医療教育施策として、文部科学省と厚生労働省は早急に医学教育の改革に着手すべきです。さらには、義務教育の段階でのがん予防の教育を取り入れることも大切です。

早期発見のための政策と同時に、がんについてもっと一般の人も含めて取り組むための政策が必要です。成人段階でのがんについての予防・治療などを気軽に相談でき、ボランティアとしても関わることができるようなセンターの設立なども考えられます。政府と国民が一体となり、がん治療の進歩を加速させたいものです。

コラム

がんの先制医療

いま、医学会で非常に話題になっている医療があります。それが、病気の発症前に診断し、予防し、時には治療まで行なってしまう「先制医療」です。病気が発症する前に先制攻撃で芽をつんでしまおうというものです。

例えば、前に述べたアンジェリーナ・ジョリーさんのケースがあります。彼女は、家族性にBRCA-1／2という遺伝子に異常があり、将来高率に乳がんや卵巣がんになりやすいため、がんになってしまう前に両側の乳房と卵巣・卵管を手術で取ってしまったのです。これが、がんの先制治療の例です。

がんの先制医療は、がんを発症前に診断し、予防し、治療まで行なってしまうわけですから、ずいぶん気の早いことだと思われるかもしれませんが、アンジェリーナさんのように発症率が高ければ意味があるのです。

BRCA-1／2遺伝子異常以外に遺伝性がんの例として、家族性大腸ポリポージス、非ポリープ性家族性大腸がん（HNPCC）、リ・フラウメニ症候群、多発性内分泌腫瘍症候群などがよく知られています。これらのがんは遺伝子検査で診断できるため、早期発見、化学予防（薬剤で発症を抑える）以外に、治療まで行なってしまうことも将来可能になるかもしれません。

非ポリープ性家族性大腸がんでは、ミスマッチ修復酵素といわれる遺伝子の異常という特徴があるのですが、最近、米国のジョンズホプキンス大学より『ニューイングランドメディスン』に報告された論文によれば、このタイプではPD-1抗体が非常に効きやすいということですので、免疫療法で発症を抑えるという先制治療が将来可能になるかもしれません。

遺伝性がんは、悲劇ともとらえられがちですが、原因遺伝子の異常の正体がわかっているため、先制治療もやりやすくなるかもしれません。その意味では、たとえ遺伝性がんでも決して悲観することはないのです。

【補】　元気になる「がん闘病記」

あなたへのメッセージ

がん患者さんの気持ちをもっとよく理解するため、私はがん闘病記をよく読みます。なかには、患者さんの姿勢に一人の人間として感動させられるとともに、医学的にも読みごたえを感じる名著があります。

そうした名著を患者さんやご家族にも読んでいただき、がんについて、闘病について、そして人生について考え、常に前向きの姿勢を失わずにいていただきたい――。その思いで、ここに「元気になる5冊のがん闘病記」を紹介します。

①『癌マンの生きざま50ヶ条』（朝倉三心　土曜美術社出版販売　2003年8月）

自分自身もがんの患者である朝倉氏が、がん闘病中の方のために書かれています。医療との関わりあい、医師や看護師との関わりあい方、治療への積極的取り組み方、食事やサプリメント、運動などのアドバイス……。いずれもわかりやすく、読みやすく、元気になる本であることは間違いありません。

②『**闘病記専門書店の店主が、がんになって考えたこと**』（星野史雄　産経新聞出版　2012年9月）

奥様をがんで亡くし、それがきっかけで開店した「がん闘病記専門書店」。その店主が、自分自身もがんになって闘病する話。本の中でもさまざまな「がん闘病記」を紹介しています。がんになった時、それにいかに向き合ったか。ここを勉強するために、がん闘病記を読む人がほとんどです。元気になるというより、多くの人ががん闘病記を書き、前向きに生きたことに感動を覚え、それがまた読む人を前向きにさせてくれる本です。

③『**がん患者**』（鳥越俊太郎　講談社　2011年6月）

大腸がんとなって手術・再発を繰り返し、計4回の手術を受けた鳥越さん。知らない方はいないでしょう。報道のプロらしく淡々と、そしておもしろく書かれています。

4回の手術を乗り越え、70歳で筋トレを開始し、現在は発病前よりも元気に活躍中の鳥越さんに元気をもらいましょう。

④『**食べものだけで余命3か月のガンが消えた**』（高遠智子　幻冬舎　2014年6月）

本のタイトルだけを見れば、「またその手の本か」と敬遠する人もいるかもしれません。実は私もそうでしたが、読んでみたら感動もので、元気になる本です。

元製薬会社社員の著者が卵巣がん、そして再発・転移と死の一歩手前まで行くのですが、トマトを一口食べて大逆転する話です。医学的には不明なこともありますが、つくり話ではなさそうです。多少の脚色はあっても、読者であるがん患者さんには、食の大切さと元気を与えてくれるはずです。

⑤『がんと闘った科学者の記録』(戸塚洋二著　立花隆編　文藝春秋社　2009年5月)

戸塚洋二氏は世界的な物理学者で、ノーベル賞候補になったこともあります。本書はその戸塚氏のがん闘病記で、ジャーナリストの立花隆氏が編集しています。著者のブログ入りの新しい形式のがん闘病記です。

２０００年11月、戸塚博士は大腸がんと診断され、再手術。２００４年2月に肺に転移し、手術。その後は次々に全身に転移し、抗がん剤治療を繰り返してこられました。

残念なことに、２００８年に博士は亡くなられましたが、この闘病記では、自らのがんの進行と抗がん剤への反応を科学者らしく客観的に分析し、博士が愛された自然の花の観察をまじえながら、見事に描写されています。

同病である立花氏との死の直前の対談など、患者さんが読まれるととても参考になると思います。

おわりに

「将来の医者は薬を処方するようなことはないだろう。その代わり、自分の身体をケアすることや食事、そして病気の原因と予防について、患者に関心を持たせるように指導することだろう」。これは、発明王エジソンの言葉です。

現在、私も含めて医師はそこまで到達していません。ただ、本書はエジソンのこの言葉を念頭に置いて書きましたし、その一端は実現できたのではないかと思います。

１９８３年に九州大学医学部を卒業して以来、私は、がん治療を専門として臨床と研究に取り組んできました。

待ったなしの難治性のがん患者さんを救うため、がん治療専門医として自分の力を余すところなく注ぎ込みたい――。

医師となって20年目の節目に私はこう決意し、２００４年3月、福岡市中央区に「薬院ＣＡクリニック」を開設しました。研究室を併設した独自の診療施設です。

その後、２００８年9月に名称を「医療法人慈生会福岡がん総合クリニック」と改め、博多区の現在地に移転して現在に至っています。

「患者さんに希望を持って最後まで自分らしく生きていただけるように、患者さんの精神面と身体面の両面から考えたＱＯＬ（生活の質）を落とさない、決してあきらめない心通い合う医療を提案し、実践し続ける」。これが、当クリニックの診療理念です。

当クリニックにはいろいろな患者さんが見えます。なかでも多いのは、標準治療（手術、薬物療法、放射線治療）の継続が困難になった方です。ホスピスでの緩和医療を勧められた患者さんもおられます。

分子標的薬や免疫抗体医薬と、各種の免疫細胞療法を併用する。あるいは、海外から輸入した新薬を用いる……。

自由診療の分野では、まだまだ積極的治療は存在しています。そうした多彩な治療法の組み合わせにより、がんの進行を抑えることが可能な場合が多くあります。

「あきらめないで、積極的に生き抜きたい」。こう考えておられる患者さんは多いと思います。そうした思いに積極的に正面から向き合い、サポートしています。日々、研究にも邁進しています。今後とも、そうした思いを失うことなく、患者さんと向き合っていきたいと思っていますし、その姿勢は崩さない覚悟を決めています。

森崎　隆

著者プロフィール

医学博士

森崎　隆（もりさき　たかし）

1958年、佐賀県生まれ。1983年、九州大学医学部卒業後、九州大学第一外科入局。５年間の一般外科・救急医療修練後、九州大学第一外科の鳥巣要道先生率いる臨床免疫研究室にて腫瘍免疫学の研究開始。1991年、米国 UCLA の Dr. Morton 教授のリサーチフェローとして留学、翌年ジョン・ウエインがん研究所に移り、インターロイキン４、メラノーマ CTL の研究に従事。1994年、九州大学医学博士。1996年、九州大学臨床・腫瘍外科助手。1999年、腫瘍制御学へ移り、がんの「免疫監視機構構築療法」臨床試験第Ⅰ・Ⅱ相に従事。2002年、癌免疫外科研究会奨励賞。2004年、薬院ＣＡクリニック院長、九州大学医学研究院非常勤講師。2008年、医療法人慈生会理事長、福岡がん総合クリニック院長。「あきらめないがん総合治療と研究」を実践中。

著書に『がん治療革命』（現代書林）がある。

柔道三段。趣味は柔道。

あきらめないがん治療(ちりょう)のための8か条(じょう)

2015年11月30日　初版第1刷

著　者 ―――――――― 森崎(もりさき)　隆(たかし)
発行者 ―――――――― 坂本桂一
発行所 ―――――――― 現代書林
〒162-0053　東京都新宿区原町3-61　桂ビル
TEL／代表　03(3205)8384
振替00140-7-42905
http://www.gendaishorin.co.jp/
カバーデザイン ――― 吉崎広明(ベルソグラフィック)
図版 ―――――――― 村野千草

印刷：広研印刷(株)
乱丁・落丁本はお取り替えいたします。

定価はカバーに
表示してあります。

ISBN978-4-7745-1550-2 C0047